nursing

护理综合实训指导

主　编　廖喜琳　刘　武　周　琦
副主编　（按姓氏笔画排序）
　　　　卢小菊　吉　思　任洁娜　阳绿清
编　者　（按姓氏笔画排序）
　　　　丁　萍　王君香　朱秀丽　刘　盈
　　　　刘　蔚　农青芳　杨颖蕾　吴卫群
　　　　吴清爱　张　韵　徐　航　高　霓
　　　　唐山茶　覃桂珍　蒲　莹　谭雁裙

U0391499

西安交通大学出版社
XI'AN JIAOTONG UNIVERSITY PRESS
国家一级出版社
全国百佳图书出版单位

图书在版编目(CIP)数据

护理综合实训指导/廖喜琳,刘武,周琦主编. —西安:西安交通大学出版社,
2020.6

ISBN 978 - 7 - 5693 - 1742 - 8

Ⅰ. ①护… Ⅱ. ①廖… ②刘… ③周… Ⅲ. ①护理学 Ⅳ. ①R47

中国版本图书馆 CIP 数据核字(2020)第 090513 号

书　　名	护理综合实训指导
主　　编	廖喜琳　刘　武　周　琦
责任编辑	王　雯

出版发行	西安交通大学出版社
	(西安市兴庆南路 1 号　邮政编码 710048)
网　　址	http://www.xjtupress.com
电　　话	(029)82668357　82667874(发行中心)
	(029)82668315(总编办)
传　　真	(029)82668280
印　　刷	陕西天之缘真彩印刷有限公司

开　　本	787mm×1092mm　1/16　　印张　13　　字数　303 千字
版次印次	2020 年 8 月第 1 版　　2020 年 8 月第 1 次印刷
书　　号	ISBN 978 - 7 - 5693 - 1742 - 8
定　　价	75.00 元

如发现印装质量问题,请与本社发行中心联系、调换。

订购热线:(029)82665248　(029)82665249
投稿热线:(029)82668804
读者信箱:med_ xjup@163.com

前　　言

为贯彻落实职业技术院校专业群建设课程教学改革，培养专业工作岗位需要的技术技能，使护理专业的学生和实习护士能尽快地适应临床护理工作，编者组织全校及养老机构的专家和老师们认真总结多年临床和教学经验，共同编写了《护理综合实训指导》，供护理专业及养老机构专业教学以及实习生、临床新护士或护理员培训使用。

本教材遵循"宽专业、厚基础"的原则，同时强调"三基"（基本理论、基本知识、基本技能）训练，内容精炼，与时俱进，文字简明，图文并茂，符合教学特点，便于学生学习、记忆及应用。全书强化实训，旨在培养贴近临床、贴近患者的高素质、实用型、技能型现代护理人才。

本教材以日常护理技能的基本内容为主线，结合典型临床案例和临床护理的特点及特色精品课程建设，对现代护理工作所需要的专业理论知识和技能进行有效整合，体现可操作性、可读性，便于学生掌握现代护理专业知识，提高护理综合技能水平。本书具有以下特色：

1. 反映护理综合技能的新标准、新技术、新方法。

2. 拓展护理专业综合实践技能。

3. 将护理礼仪、护理沟通及护士的人文素质培养融入教材，注重培养学生情感态度及与患者沟通的能力。

4. 每一章均设置情景考核部分，对主要实训技能项目制订实训评分标准、操作流程及沟通要点，便于学生自练、自测。

本书共三篇，设置了 31 个实训项目，涵盖了服务于患者的日常及特色护理工作，内容包括常用护理技能训练、老年服务常用日常照料技能训练、常用中医技能训练。本书可供职业院校护理、老年服务与管理专业教学使用，或在职护士及养老机构继续教育使用，也可以作为相关医护学生掌握综合技能知识的参考书。

编委会

2019 年 11 月

目　　录

第一篇

常用护理篇

项目一　六项无菌技术基本操作

【学习目标】

1. 能正确理解无菌技术操作的目的。
2. 能规范进行无菌技术操作。
3. 在训练过程中，体现无菌观念，提高护理专业服务质量。

【导入案例】

1床，张×，女，32岁。右下肢外伤清创缝合术后。医嘱：伤口换药1次。护士按照无菌技术进行用物准备，协助换药。

【评分标准】

程序	规范项目	分值	评分标准	扣分	得分
操作前准备（20分）	1. 仪表端庄，着装整洁	2	一处不符合要求扣1分		
	2. 评估：环境、桌面是否清洁、干燥、适宜操作	8	未评估扣8分，评估不全一处扣2分		
	3. 洗手	4	不洗手扣4分，指甲长扣2分		
	4. 戴口罩	2	不戴口罩扣2分		
	5. 用物准备： （1）治疗车上层：手消毒剂、治疗盘、无菌持物钳（干桶）、无菌治疗巾包、无菌治疗碗包、一次性外科手套、无菌溶液、无菌纱布罐、棉签、消毒剂、表、笔、标签、盛污物容器，必要时备启瓶器 （2）治疗车下层：医疗垃圾桶、生活垃圾桶	4	少一件或一件不符合要求（无菌物品包外无标志）扣1分，无菌物品与非无菌物品混放一件扣1分		
操作流程（65分）	1. 检查无菌持物钳包：名称、灭菌日期、化学指示带颜色变化情况，包布干燥、完整	4	不检查扣4分，检查漏一项扣1分		
	2. 打开无菌持物钳包，自包布外角、两侧角、近侧角顺序打开，取出无菌持物钳筒，筒外注明开启日期、时间、签名	4	一处不符合要求扣1分		

程序	规范项目	分值	评分标准	扣分	得分
操作流程(65分)	3. 取、放无菌持物钳时，钳端应闭合向下，用后立即放回容器内	2	一处不符合要求扣1分，污染一处扣1分		
	4. 检查无菌治疗巾包：名称、灭菌日期、化学指示带颜色变化情况，包布干燥、完整，将无菌治疗巾包放在桌面上，解开包布，自包布外角、两侧角、近侧角顺序打开	5	不检查扣3分，检查漏一项扣1分		
	5. 用无菌持物钳取出一块治疗巾放在治疗盘内，包内有剩余物品，则按原折痕包好，注明开包日期、时间，签名	5	一处不符合要求扣1分，污染一处扣1分		
	6. 铺无菌盘：双手捏住无菌巾上层两角的外面轻轻抖开，铺于治疗盘上，双手捏住两角展开双折铺于治疗盘上，上层扇形折叠，开口边向外	3	一处不符合要求扣1分，污染一处扣1分，跨越无菌区一次扣1分		
	7. 检查无菌治疗碗包名称、灭菌日期、化学指示带颜色变化情况，包布干燥、完整	4	不检查扣4分，检查漏一项扣1分		
	8. 治疗碗包托在手中打开，另一手将包布四角抓住，将无菌治疗碗放于无菌治疗盘内	4	开包方法不对扣2分，污染物品扣3分，污染无菌治疗盘扣3分		
	9. 检查无菌容器名称、灭菌日期、化学指示带颜色变化情况，打开无菌容器盖，内面朝上，拿于手中，用持物钳取出无菌纱布放入无菌盘内，手不可触及容器及容器的内面及边缘	5	一处不符合要求扣1分，污染一处扣1分		
	10. 打开容器时，避免手臂跨越容器上方	2	跨越一次扣2分		
	11. 用后立即盖严容器，记录开启日期、时间，签名	3	未立即盖上或未注明开启容器日期及时间、签名各扣1分		
	12. 取无菌溶液：核对标签上的药名、浓度、剂量、有效期等，检查瓶盖是否松动，瓶身有无裂缝，无菌溶液有无变质、沉淀、变色、浑浊等	3	漏检查一项扣1分，使用超过有效期溶液扣3分		

程序	规范项目	分值	评分标准	扣分	得分
操作流程(65分)	13. 用棉签消毒瓶塞至瓶颈，用无菌持物钳取无菌方纱，打开瓶盖，手持无菌溶液瓶，瓶签朝掌心，倒出少许溶液旋转冲洗瓶口，再由原处倒出适量溶液于无菌治疗碗内	3	瓶签不朝上扣1分，不冲洗瓶口或不消毒各扣2分		
	14. 盖好瓶盖，在瓶签上注明开瓶日期、时间，签名	2	污染瓶盖未消毒扣2分；瓶盖未盖好扣1分；不记录开瓶日期、时间，不签名各扣1分		
	15. 将治疗巾扇形折叠层展开，盖住盘内物品，上下层边缘对齐。开口处向上反折两次，两侧边缘向下反折一次，铺于托盘边缘内	3	边缘不对齐扣1分，未能一次盖好扣1分，不反折或反折不对各扣1分		
	16. 用标签注明铺盘日期、时间，签名	3	未注明铺盘日期、时间，未签名各扣1分		
	17. 选择合适型号的一次性灭菌手套，检查名称、包装、有效期、型号	2	漏检查一项扣1分，手套不合适扣1分		
	18. 将手套外包装撕开，取出内包装，放置于桌面上，打开手套袋，捏住两只手套的翻折部分(手套内面)，取出手套	2	取出手套时方法不对扣1分，取手套污染扣2分		
	19. 将两只手套对好五指，先戴一只手，再用戴好手套的手的四指插入另一只手套翻折内面(手套外面)，同法将另一只手套戴好	2	戴手套方法不正确、戴不好各扣1分，未翻手套边扣在衣袖外面扣1分，戴手套的手碰到手套内面扣1分，撕破手套、污染手套外面各扣2分		
	20. 翻手套边扣套在衣袖外面，双手对合交叉检查，调整手套位置	2	一处不符合要求扣1分		
	21. 脱手套：一手捏住另一手套腕部外面，翻转脱下；再以脱下手套的手插入另一只手套内，将其往下翻转脱下	2	脱手套方法不对扣2分		

续表

程序	规范项目	分值	评分标准	扣分	得分
操作后评价（15分）	1. 按消毒技术规范要求处理用物	2	一处不符合要求扣1分		
	2. 无菌观念强，物品摆放合理	8	一处不符合要求扣1分		
	3. 全过程动作熟练、规范，符合操作原则	5	一处不符合要求酌情扣1~2分		
操作总时间：10分钟，时间到即停止操作，未完成的操作步骤不得分					

备注：流程及解释语根据案例设计，考核按照无菌技术基本操作法执行。

【操作流程、要点说明及沟通要点】

操作流程	要点说明	沟通要点
双人核对医嘱、治疗单，评估患者情况		"您好，我是您的责任护士×××，能告诉我您的床号和姓名吗？""我是1床，张×。""张女士，让我检查一下您的伤口好吗？""您的伤口愈合良好，不过还要继续换药。待会儿我们会过来为您换药，请您稍等。"
环境评估：环境清洁、宽敞	·操作前半小时禁止清扫，减少人员走动，湿擦治疗桌面	
洗手，戴口罩		
无菌持物镊使用法：检查无菌持物钳包名称、灭菌日期、化学指示带颜色，包布干燥、完整	·打开持物钳包，自包布外角、两侧角、近侧角顺序打开，取出无菌持物钳筒，筒外注明开启日期、时间，签名 ·打开无菌持物镊容器盖，手不可触及容器边缘和内面 ·取：手持无菌持物镊上1/3，闭合钳端，垂直取出 ·用：保持钳端向下，在腰部以上视线可及范围内使用 ·放：用后闭合钳端，打开容器盖，快速垂直放回容器，松开轴节 ·关闭容器盖	

操作流程	要点说明	沟通要点
无菌治疗巾包：检查无菌治疗巾包名称、灭菌日期、化学指示带颜色，包布干燥、完整	·将无菌治疗巾包放在桌面上，打开包布，自包布外角、两侧角、近侧角顺序打开(图1-1-1) ·用无菌持物镊取出一块治疗巾，放在治疗盘内(图1-1-2) ·包内有剩余物品，则按原折痕包好，注明开包日期、时间、签名	
铺无菌盘法	·双手捏住无菌巾上层两角的外面抖开，铺于治疗盘上，双手捏住两角展开，双折铺于治疗盘上，上层扇形折叠，开口边向外(图1-1-3) ·用无菌持物镊从无菌容器内取无菌物品，放入无菌区域内	
【情境导入】按照换药所需，在无菌巾治疗盘内放入无菌治疗碗2个，分别放入无菌棉球、2把镊子，治疗碗外的无菌巾内放入数块纱布。		
无菌治疗碗包：检查无菌治疗碗包名称、灭菌日期、化学指示带颜色，包布是否干燥、完整	·将治疗碗包托在手中打开，另一手将包布四角抓住，将无菌治疗碗放于无菌治疗盘内	
无菌容器的使用：检查无菌容器的灭菌日期、化学指示带、有效期	·打开容器盖，内面向上置于稳妥处或拿在手中，手不可触及边缘和内面 ·用无菌持物镊从容器内夹取无菌物品(图1-1-4)	
【情境导入】分别在2个无菌换药碗内倒入适量无菌生理盐水和75%乙醇溶液。		
取无菌溶液法：核对无菌溶液的药名、浓度、剂量、有效期	·瓶盖有无松动，瓶身有无裂缝，无菌溶液内有无沉淀、浑浊、变色 ·用棉签消毒瓶塞至瓶颈，用无菌持物钳取无菌方纱，打开瓶盖，手不可触及瓶塞内面 ·手持无菌溶液瓶，标签朝掌心，先倒出少量溶液冲洗瓶口，倒出溶液于弯盘内，避免液体溅出，避免跨越无菌区(图1-1-5) ·将瓶塞塞入，按原样盖好，写上开瓶日期、时间、签名	

续表

操作流程	要点说明	沟通要点
	·盖上无菌巾，使边缘对齐，开口处向上反折两次，两侧边缘向下反折一次，注明铺盖日期、时间，签名(图1-1-6)	
戴无菌手套法：核对检查无菌手套的名称、型号、有效期、包装，打开并检查手套放置是否正确	·戴手套：两手同时掀开手套袋开口处，分别捏住两只手套的反折部分，取出手套，将手套五指对准，先戴一只手，再以戴好的手指插入另一只手套的反折内面，同法戴好另一只手套(图1-1-7) ·戴上手套后，双手十指交叉，检查手套有无破损 ·脱手套：一手捏住另一只手套腕部外面，翻转脱下；再以脱下手套的手插入另一手套内，将其往下翻转脱下(图1-1-8) ·将用过的手套放入医疗垃圾桶里	
【情境导入】备好换药盘后携用物至床旁，协助医生进行换药。		
解释：备齐用物至床旁，核对，解释		"您好，张女士，我们现在为您换药。您准备好了吗？""准备好了，谢谢！"
		"张女士，现在已经换好药了，要注意伤口不要受压，保持干燥。您还有什么需要？""请好好休息。"
用物处置：将物品送至处置室，分类处理		

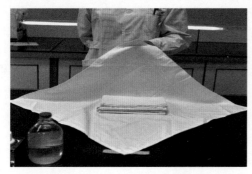

图1-1-1 打开无菌治疗巾包

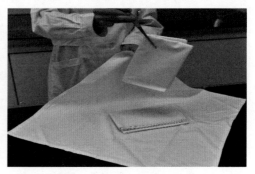

图1-1-2 取无菌治疗巾

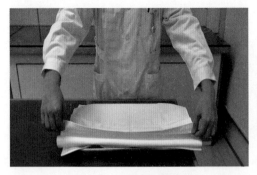

图 1-1-3 铺无菌盘

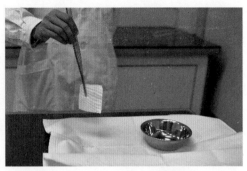

图 1-1-4 取出无菌物品

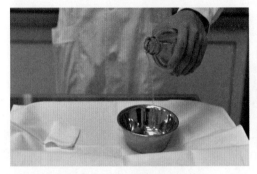

图 1-1-5 倒出无菌溶液

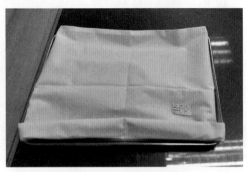

图 1-1-6 无菌治疗盘

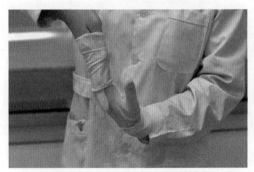

图 1-1-7 戴无菌手套

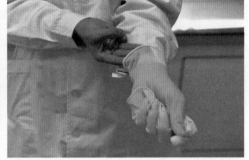

图 1-1-8 脱无菌手套

【注意环节】

1. 戴手套后，双手应始终保持在腰部或操作台面以上、视线范围内的水平位置以上。如发现手套有破损或可疑污染，应立即更换。

2. 脱手套时，应翻转脱下，避免强拉，勿使手套外面（污染面）接触到皮肤。脱手套后应洗手。

3. 诊疗护理不同的患者应更换手套，一次性手套应一次性使用。戴手套不能代替洗手，必要时需进行手消毒。

【思考与练习】

1. 无菌技术操作的原则有哪些？

2. 无菌技术操作的目的是什么？

项目二　口腔护理

【学习目标】

1. 能正确说出口腔护理的目的和注意事项。
2. 能规范进行口腔护理操作。
3. 在口腔护理过程中能与患者进行良好的沟通交流，并正确指导患者。
4. 能正确进行口腔卫生保健知识的健康教育。

【导入案例】

22床，陈×，男，60岁。主诉：感冒、头晕、头痛，全身发热、软弱无力。检查：神志清楚，面色潮红，T39.9℃，P100次/分，R23次/分，BP131/84mmHg。诊断：上呼吸道感染。医嘱：口腔护理。

【评分标准】

程序	规范项目	分值	评分标准	扣分	得分
操作前准备(20分)	1. 仪表端庄，着装整洁	2	一处不符合要求扣1分		
	2. 核对医嘱、治疗单	5	未核对扣5分，一处不符合要求扣1分		
	3. 床旁核对，解释，评估： (1)询问身体状况，如意识、有无吞咽障碍，了解既往有无口腔护理经历 (2)评估口腔情况，如口腔黏膜颜色，有无出血、溃疡、疱疹及特殊气味等 (3)询问有无活动性义齿 (4)解释操作目的，取得患者配合	6	未评估扣4分；评估不全，一项扣2分；未解释扣2分		
	4. 按七步洗手法洗手，戴口罩	2	一处不符合要求扣1分		
	5. 用物准备： (1)治疗车上层：手消毒液、医嘱本、笔、治疗单、治疗碗两个(一个盛棉球、压舌板、弯血管钳、镊子，另一个盛温开水和吸水管)、弯盘、无菌棉签、手电筒，按需要准备开口器，外用药(如石蜡油、冰硼散、制霉菌素、甘油等)浸湿棉球、治疗巾 (2)治疗车下层：医疗垃圾桶、生活垃圾桶	5	少一件或一件不符合要求扣1分		

程序	规范项目	分值	评分标准	扣分	得分
操作流程（65分）	1. 携用物至床旁，核对床号、姓名	3	不核对扣 3 分；核对不全，一处扣 1 分		
	2. 告知患者配合方法，协助患者取侧卧位或面向护士	3	体位不舒适扣 2 分，一处不符合要求扣 1 分		
	3. 颌下铺治疗巾，弯盘放于口角旁（如有义齿，先取下放在盛有凉开水的容器内）	1	一处不符合要求扣 1 分		
	4. 湿润口唇、口角	2	口角干裂未湿润扣 2 分		
	5. 协助并指导患者正确漱口（清醒患者）	2	未漱口扣 2 分，未协助、未指导各 1 分		
	6. 清点棉球	2	不清点扣 2 分		
	7. 一手持镊夹取棉球，另一手持钳协助绞干棉球，嘱患者咬合上下齿，用压舌板撑开左侧颊部，以弯血管钳夹取棉球，沿牙齿纵向擦洗左外侧面，从臼齿至门齿，顺序为先擦洗上牙外侧面，再擦洗下牙外侧面	10	漏擦洗一处扣 3 分，擦洗方法不对扣 2 分，未指导扣 1 分，一处不符合要求扣 1 分		
	8. 同法擦洗另一外侧面	10	漏擦洗一处扣 3 分，擦洗方法不对扣 2 分，一处不符合要求扣 1 分		
	9. 嘱患者张口，依次擦洗左上内侧面、左上咬合面、左下内侧面、左下咬合面、左侧颊部	10	漏擦洗一处扣 2 分，擦洗方法不对扣 2 分，一处不符合要求扣 1 分		
	10. 以弧形擦洗对侧颊部	2	一处不符合要求扣 1 分		
	11. 同法擦洗另一侧	2	一处不符合要求扣 1 分		
	12. 以"Z"字形依次擦洗硬腭部、舌面、舌底，注意勿触及咽部，以免引起恶心	6	漏擦洗一处扣 2 分，擦洗方法不对扣 2 分，一处不符合要求扣 1 分		
	13. 检查口腔，用手电筒观察口腔情况，如是否擦洗干净，有无棉球遗留、出血、溃疡等，协助并指导患者漱口，擦净口唇，酌情涂药于患处	3	未评估扣 3 分，未漱口扣 2 分，未协助、未指导各扣 1 分，一处不符合要求扣 1 分		
	14. 撤去弯盘和治疗巾，询问患者对操作的感受，协助患者取舒适体位，整理床单位	3	一处不符合要求扣 1 分		

程序	规范项目	分值	评分标准	扣分	得分
操作流程 （65分）	15. 清点棉球数量	2	未清点扣2分		
	16. 按七步洗手法洗手，取下口罩	2	一处不当扣1分		
	17. 记录口腔黏膜情况和护理后患者的反应	2	未记录扣2分；记录不符合要求，一处扣1分		
操作后评价（15分）	1. 按消毒技术规范分类整理使用后物品	2	一处不符合要求扣1分		
	2. 正确指导患者： （1）告知患者在操作过程中的配合事项 （2）告知正确漱口方法，避免呛咳或者误吸	5	未指导扣5分；指导不全，一项扣1分		
	3. 言语通俗易懂，态度和蔼，沟通有效	3	态度、语言不符合要求各扣1分，沟通无效扣3分		
	4. 全过程动作熟练、规范，符合操作原则	5	一处不符合要求酌情扣1~2分		
操作总时间：10分钟，时间到即停止操作，未完成的操作步骤不得分					

【操作流程、要点说明及沟通要点】

操作流程	要点说明	沟通要点
双人核对医嘱、治疗单		
床旁核对，解释，评估	·询问身体状况，意识不清者，向家属解释 ·评估口腔情况，如口腔黏膜颜色，有无出血、溃疡、疱疹及特殊气味等（带手电筒）（图1-2-1） ·询问有无活动性义齿	"您好，我是您的责任护士×××，能告诉我您的床号和姓名吗？""22床，陈×。""陈大伯您好，您现在高热，医生建议给您进行口腔护理，可保持口腔清洁、湿润，预防口腔感染。以前您做过口腔护理吗？""没有。""口腔护理与您平常刷牙一样，用棉球给您擦拭口腔。您有活动性义齿吗？""没有。""让我检查一下您的口腔情况。"（用手电筒照）"您的口腔黏膜完整。""请稍等，我去准备用物。"
洗手，戴口罩		
用物准备		

操作流程	要点说明	沟通要点
核对解释：携用物至床旁，核对患者床号、姓名（查看手腕带），解释操作目的，指导配合方法，取下活动义齿	·确认患者，取得合作 ·消除疑惑和不安全感，缓解患者的紧张情绪 ·防止义齿脱落、误咽	"请告诉我您的床号和姓名。" "口腔护理是为了保持口腔清洁、舒适，如在擦拭过程中有疼痛，请您举手示意我好吗？"
安置卧位：协助患者取侧卧位或仰卧，头侧向护士	·体位视情况而定 ·便于操作 ·防止误吸	"请您侧卧，不要紧张。"
颌下铺治疗巾，弯盘放于口角旁（如有义齿，先取下放在盛有凉开水的容器内）	·铺治疗巾于患者颌下及胸前 ·防止床单、枕头及患者衣服被浸湿	"请再告诉我您的床号和姓名。"
湿润口唇、口角，协助并指导患者正确漱口（清醒患者）	·防张口时干裂处出血、疼痛 ·点状擦拭，避免损伤口唇（图1-2-2） ·昏迷患者禁忌漱口	"陈大伯，现在我帮您湿润口唇。"
清点棉球	棉球不少于16个（图1-2-3）	
规范擦拭： （1）一手持镊夹取棉球，另一手持钳协助拧干棉球 （2）嘱患者咬合上下齿，用压舌板撑开左侧颊部，以弯血管钳夹取棉球，沿牙齿纵向擦洗左外侧面，从臼齿至门齿，顺序依次为上牙外侧面、下牙外侧面（同法擦洗另一外侧面）	·拧干棉球（图1-2-4），以不滴水为宜，防止水分过多造成误吸 ·擦洗动作应轻稳（图1-2-5），对凝血功能障碍患者应防止碰伤黏膜和牙龈 ·用压舌板撑开颊部 ·每个棉球擦洗一次，视口腔状况增加棉球数量 ·擦拭过程密切观察患者有无不适 ·勿触及咽部，以免引起恶心	"陈大伯，现在请您咬合上下齿。""对，做得很好。""如有不适请举手示意我。"
嘱患者张口，依次擦洗左上内侧面、左上咬合面、左下内侧面、左下咬合面、左侧颊部，以弧形擦洗对侧颊部（同法擦洗另一内侧面、颊部）	·夹紧棉球，防止脱落 ·以弧形擦洗颊部（图1-2-6）	"陈大伯，请您张口，如感到疲惫，可以暂时闭合牙齿。"

操作流程	要点说明	沟通要点
依次擦洗硬腭部、舌面、舌底	· 以"Z"字形依次擦洗 · 勿触及咽部，以免引起恶心	"陈大伯，请再坚持一会儿，给您擦洗硬腭部，谢谢您的配合！"
检查口腔，协助并指导患者漱口，擦净口唇	· 昏迷者禁忌漱口 · 用手电筒观察口腔情况，如是否擦洗干净，有无棉球遗留，有无出血、溃疡等 · 根据医嘱酌情涂药于患处	"陈大伯，再次给您漱口。"
撤去弯盘和治疗巾，整理床单位	· 询问患者对操作的感受 · 协助患者取舒适体位	"陈大伯，您感觉好些了吗，这样躺着还舒适吗？现在您还有其他需要吗？谢谢配合！您好好休息。"
清点棉球数量	· 棉球数量与擦洗前一致，防止棉球遗漏在口腔内	
洗手，准确记录：口腔黏膜情况和护理后患者的反应	· 记录患者口腔黏膜情况和护理后患者的反应	
用物处置：将物品送至处置室，分类处理		

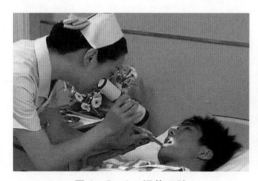

图1-2-1　评估口腔

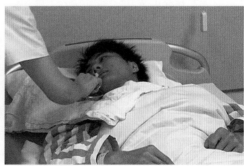

图1-2-2　湿润口唇

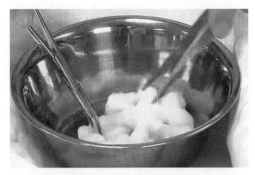
图1-2-3 清点棉球

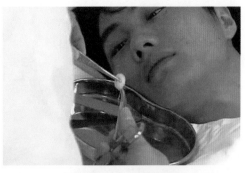
图1-2-4 拧干棉球

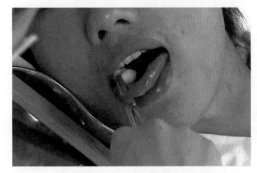
图1-2-5 擦洗口腔

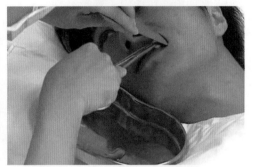
图1-2-6 擦洗口腔其余各部

【注意环节】

1. 每个棉球擦洗一次，视口腔状况增加棉球数量。棉球不宜过湿，以防患者误吸。注意无菌操作。

2. 昏迷患者禁忌漱口，昏迷及牙齿紧闭、无法自行张口的患者可用张口器。张口器从患者臼齿处放入，注意勿使用暴力。正确使用压舌板。

3. 血管钳应夹紧棉球，擦洗动作要轻，防止碰伤黏膜及牙龈。避免棉球遗留在口腔内，操作结束后，及时清点棉球数量。

4. 长期使用抗生素的患者应注意观察口腔内有无真菌感染。

5. 传染病患者的用物按隔离消毒原则处理。

【思考与练习】

1. 为昏迷患者做口腔护理时，应注意哪些问题？

2. 为什么做口腔护理时要清点所使用的棉球数量？

项目三　生命体征的测量

【学习目标】

1. 能正确复述体温、脉搏、呼吸、血压测量的目的及注意事项。
2. 能正确复述体温、脉搏、呼吸、血压的正常范围。
3. 能正确进行生命体征的测量。
4. 能正确为脉搏短绌患者测量脉搏。
5. 在生命体征测量过程中能与患者进行良好的沟通交流，并正确指导患者。

【导入案例】

张××，男，78岁。主诉：心悸、乏力、气促4天。既往有高血压、冠心病病史15年。诊断：冠心病。患者入院后，护士对其进行生命体征测量。

【评分标准】

程序	规范项目	分值	评分标准	扣分	得分
操作前准备（20分）	1. 仪表端庄，着装整洁	2	一处不符合要求扣1分		
	2. 核对医嘱、治疗单（有医嘱时）	5	未核对扣5分，一处不符合要求扣1分		
	3. 评估： (1)询问、了解患者的身体状况 (2)正确评估患者及测量方法 (3)向患者解释操作目的，取得配合	6	未评估扣4分；评估不全，一项扣1分；未解释扣2分		
	4. 洗手	2	未洗手扣2分		
	5. 用物准备：秒表、记录本、笔、血压计、听诊器、清洁容器（放置清洁体温计），容器内垫消毒纱布，若测肛温，备润滑剂、棉签、体温测量盘内盛消毒容器（放置测温后的体温计），必要时备棉花	5	少一件或一件不符合要求扣1分		
操作流程（65分）	1. 携用物至患者床旁，核对床号、姓名	3	未核对扣3分，一处不符合要求扣1分		
	2. 告知患者配合方法，协助患者取舒适体位	6	体位不舒适扣2分，一项不符合要求扣2分		

续表

程序	规范项目	分值	评分标准	扣分	得分
操作流程(65分)	3. 体温测量: (1)根据病情、年龄等因素选择测温方法: 1)腋下测量:应先擦干腋窝下汗液,将体温计水银端放于患者腋窝深处并紧贴皮肤,防止脱落。测5~10分钟后取出 2)口腔测量:应将口表水银端斜放于患者舌下,闭口3分钟后取出 3)直肠测量:肛表用20%肥皂液润滑,水银端插入肛门3~4cm,3分钟后取出,用消毒纱布擦拭体温计 (2)读取体温值后将体温计置于消毒容器中	10	一处不符合要求扣1分		
	4. 脉搏测量: (1)食指、中指、无名指指端,用适中的力放于前臂掌侧桡动脉处或其他浅表大动脉处诊脉 (2)一般患者可以测量30秒,所得数字乘2。脉搏异常者,测量1分钟,核实后报告医生 (3)短绌脉测量,应由两人同时测量1分钟,一人听心率,另一人测脉搏,记录为心率/脉搏	10	一处不符合要求扣1分		
	5. 呼吸测量:一般与测脉搏同时进行,脉诊后检查手指仍放于原处,保持脉诊姿势: (1)观察患者的胸腹部,一起一伏为一次呼吸,测量30秒,结果乘2 (2)呼吸微弱不易观察时,用少许棉絮置于患者鼻孔前,观察棉絮被吹动的次数,计数1分钟	10	一处不符合要求扣1分		
	6. 血压测量: (1)协助患者取坐位或卧位,保持血压计处于零点,肱动脉与心脏在同一水平线上 (2)驱尽袖带内空气,平整地缠于患者上臂中部,松紧以能放入一指为宜,袖带下缘距肘窝2~3cm (3)听诊器置于肱动脉位置	10	一处不符合要求扣1分		

续表

程序	规范项目	分值	评分标准	扣分	得分
操作流程（65分）	（4）按照要求测量血压，正确判断收缩压与舒张压 （5）测量完毕，解开袖带，排尽袖带内余气，关闭血压计				
	7. 协助患者取舒适体位，整理床单位及用物，致谢	6	一处不符合要求扣2分		
	8. 洗手，脱口罩	2	一处不符合要求扣1分		
	9. 记录	8	未记录扣8分，一项记录不全或错误扣2分		
操作后评价（15分）	1. 按消毒技术规范要求分类整理使用后物品	3	一处不符合要求扣1分		
	2. 正确指导患者： （1）告知患者测量的注意事项 （2）根据患者的实际情况，指导患者学会正确的测量方法	5	未指导扣5分；指导不全，一处扣1分		
	3. 语言通俗易懂，态度和蔼，沟通有效	2	态度、语言不符合要求各扣1分，沟通无效扣2分		
	4. 全过程动作熟练、规范，符合操作原则	5	一处不符合要求酌情扣1~2分		
操作总时间：15分钟，时间到即停止操作，未完成的操作步骤不得分					

【操作流程、要点说明及沟通要点】

操作流程	要点说明	沟通要点
整理仪容、着装		
核对、评估及解释	·评估患者： （1）年龄、病情、意识、治疗情况 （2）评估有无影响患者生命体征的因素，如运动进食、冷饮、情绪激动等 （3）心理状态及合作程度 （4）评估患者肢体功能和被测量部位的皮肤情况 ·向患者解释测量体温、脉搏、呼吸、血压的目的、方法、注意事项及配合要点	"您好，我是您的责任护士王××，能告诉我您的名字吗？""我是张××。""张先生，您好，您现在感觉怎样？等会儿我先给您测量体温、脉搏、呼吸、血压，了解一下您目前的情况，希望您能配合。谢谢！"

操作流程	要点说明	沟通要点
洗手，戴口罩		
用物准备	·治疗盘内备：血压计、听诊器、体温计（读数甩到35℃以下）、秒表、记录本、笔	
患者准备	·核对：携用物至患者床旁，核对患者床号、姓名 ·向患者做好解释，嘱患者取舒适体位（坐位或卧位）	"您好，张先生吗？现在我帮您测量体温、呼吸、脉搏、血压了，先给您量体温，采取什么姿势您会比较舒服？""躺着。""那您躺好！我帮您盖好被子。"
量体温	·口温：体温计水银端斜放于舌下热窝处（图1-3-1），嘱患者闭紧口唇，用鼻呼吸，嘱患者勿咬体温计，3分钟后取出，读数 ·腋温：擦干腋窝下汗液，体温计水银端置腋窝中央处，屈臂过胸夹紧，10分钟后取出读数 ·肛温：先用床帘遮挡，患者取侧卧、俯卧或屈膝仰卧位，露出肛门，润滑体温计水银端，成人插入肛门3~4cm（小儿2cm），扶托3分钟后取出读数	
测脉搏	·协助患者手腕伸展，手臂放于舒适位置 ·测量：以食指、中指、无名指的指端按桡动脉处（图1-3-2），按压力量适中，以能清楚测得脉搏搏动为宜。注意脉搏节律及强弱 ·计数：正常脉搏计时30秒，测得脉率乘2。异常脉搏计时1分钟，若发现患者脉搏短绌，应由2名护士同时测量，一人听心率，另一人测脉搏，由听心率者发出"起"和"停"口令，计时1分钟	"请您把手腕伸展，我给您测脉搏。"

操作流程	要点说明	沟通要点
测呼吸	·患者取舒适体位 ·将手放在患者的诊脉部位，似诊脉状，眼睛观察患者胸部或腹部的起伏 ·观察：呼吸频率（一起一伏为一次呼吸）、深度、节律、音响、形态以及有无呼吸困难等 ·危重患者呼吸微弱时，可用棉絮置于患者鼻孔前观察，计时1分钟	
测血压图	·体位：将患者手臂（肱动脉）置于与心脏同一水平。坐位：平第4肋；卧位：平腋中线（测量下肢腘动脉时患者取仰卧、俯卧或侧卧位） ·暴露患者一侧上臂，伸肘，手掌向上 ·血压计：垂直放好血压计，开启水银槽开关 ·缠袖带：驱尽袖带内空气，测量肱动脉时置于上臂中部，下缘距肘窝2~3cm，松紧以能插入一指为宜（测量下肢腘动脉时，袖带缠于大腿下部，其下缘距腘窝3~5cm） ·戴听诊器，听诊器胸件置于肱（腘）动脉搏动最明显处（图1-3-3、1-3-4） ·注气：一手固定听诊器，另一手握加压气球，关气门，打气至动脉搏动音消失再升高20~30mmHg(2.67~4kPa) ·放气：缓慢放气，速度以水银柱下降4mmHg/s为宜，听肱动脉搏动声音变化的同时，两眼平视水银柱所指刻度（读数） ·判断：当听诊器出现第一声搏动音时，此时水银柱所指的刻度即为收缩压；当搏动音突然变弱或消失，水银柱所指的刻度即为舒张压 ·整理血压计：排尽袖带内余气，扪紧压力活门，整理后放入盒内，右倾血压计45°，使水银全部流回槽内，关闭水银槽开关，盖上盒盖，平稳放置	"现在测量血压，请把您的手伸出来放平，我帮您把袖子往上卷，等会儿我充气的时候您会感觉手臂有点胀，不要紧，很快就会好的。"

续表

操作流程	要点说明	沟通要点
整理	·协助患者穿衣，取舒适卧位，整理床单位 ·询问患者的感受，交代注意事项 ·清理用物，清点、检查体温计	"张先生，现在我已经帮您量好体温、呼吸、脉搏、血压了。体温36.5℃，是正常的；脉搏102次/分，呼吸22次/分，血压150/80mmHg。都比正常值要高，等会儿医生会来看您，会很快给您进行治疗的，您要多注意休息，放松心情，可适当多吃些牛奶、瘦肉、水果、蔬菜，饮食应该清淡，有什么不舒服的，请按呼叫器及时告诉我，我会随时来看您的。谢谢您的配合！"
洗手，记录	·在记录本上记录生命体征数值	
绘制体温单	·在体温单上绘制生命体征曲线	

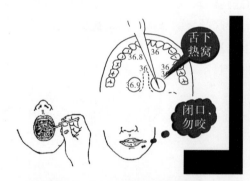

图1-3-1 口温计放置的位置

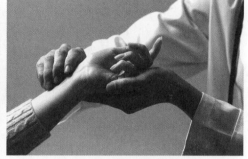

图1-3-2 测量脉搏的位置

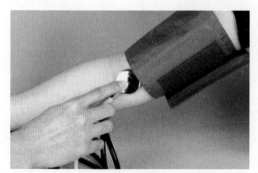

图1-3-3 血压袖带放置的位置

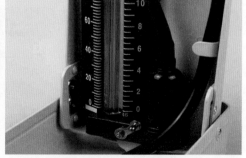

图1-3-4 水银血压计

【注意环节】

1. 在甩体温计时用腕部力量，不能触及他物，以防撞碎，切忌把体温计放在热水中清洗或用沸水煮，以防爆裂。

2. 精神异常、昏迷、做过口鼻腔手术或呼吸困难及不能合作者，均不宜采用口腔测温。刚进食或面颊部热敷后，应间隔 30 分钟方可测量。

3. 腹泻、做过直肠或肛门手术、心肌梗死患者不宜行直肠测温；坐浴或灌肠者须待 30 分钟后才可测直肠温度。

4. 为婴幼儿、重症患者测温时，护士应守护在旁。

5. 发现体温与病情不相符时，应在病床旁监测，必要时做肛温和口温对照复查。

6. 如患者不慎咬碎体温计时，应立即清除玻璃碎屑，再口服蛋清或牛奶以延缓汞的吸收。

7. 测量脉搏忌用拇指，以免拇指小动脉搏动和患者的脉搏相混淆。

8. 为偏瘫患者测脉搏，应选择健侧肢体。

9. 为异常脉搏、危重患者测量脉搏应诊脉 1 分钟，为呼吸异常患者或婴幼儿测量时应测呼吸 1 分钟。

10. 对需密切观察血压的患者，应做到"四定"，即定时间、定血压计、定部位、定体位。

11. 评估患者的肢体功能和皮肤情况，选择合适的测量血压的部位。

(1) 如果患者接受静脉治疗，应避免在有静脉套管或静脉输液的肢体测量血压。

(2) 避免在进行过腋窝淋巴结清扫术或有动静脉瘘的肢体上测量血压。

(3) 避免在有外伤、偏瘫或麻痹的肢体上测量血压。

12. 排除影响血压值的外界因素，如因袖带过窄或过宽、过松或过紧而造成血压值误差。

13. 如对血压值有疑惑或未听清血压搏动音，应重复测量，但需驱尽袖带内空气，使汞柱降为零，同时让患者休息 2~3 分钟。

【思考与练习】

1. 影响体温、脉搏、呼吸生理性波动的因素有哪些？
2. 对有短绌脉的患者，应如何测量脉搏？
3. 影响血压生理性波动的因素有哪些？
4. 下肢血压测量法与上肢血压测量法有何不同？

项目四　鼻饲法

【学习目标】

1. 能正确解释鼻饲法的目的和注意事项。
2. 能规范进行鼻饲管插入和鼻饲液的喂食。
3. 能正确判断胃管是否插入胃内。
4. 能正确说出常用鼻饲液的量、温度及鼻饲间隔时间要求。
5. 插管过程中，能与患者进行良好的沟通。

【导入案例】

3 床，吴×，男，69 岁。主诉：突发言语含糊、口角歪斜 8 小时。检查：口角歪斜，无头晕、头痛、恶心、呕吐，无大小便失禁，T36.2℃，P82 次/分，R19 次/分，BP131/74mmHg，神志清楚，进食呛咳，存在吞咽困难。诊断：脑梗死。医嘱：留置胃管、鼻饲饮食。

【评分标准】

程序	规范项目	分值	评分标准	扣分	得分
操作前准备（20 分）	1. 仪表端庄，着装整洁	2	一处不符合要求扣 1 分		
	2. 核对医嘱、治疗单	5	未核对扣 5 分，一处不符合要求扣 1 分		
	3. 床旁核对，解释，评估： （1）询问身体状况，了解既往有无插管经历 （2）评估患者的鼻腔情况，如鼻腔黏膜有无肿胀，有无炎症、鼻中隔偏曲、息肉，有无活动性义齿等 （3）既往有无鼻部疾患 （4）解释操作目的，取得患者配合	8	未评估扣 4 分；评估不全，一项扣 2 分；未解释扣 2 分		
	4. 洗手，戴口罩	2	一处不符合要求扣 1 分		

程序	规范项目	分值	评分标准	扣分	得分
操作前准备（20分）	5. 用物准备 （1）治疗车上层：手消毒液、医嘱本、治疗单、听诊器、笔、治疗盘两个：①无菌盘（内备无菌治疗碗两个，一个盛清水，一个盛石蜡油纱、镊子，无菌盘内放无菌方纱3块）；②治疗盘内放弯盘、治疗巾、适当型号的一次性胃管、喂灌器、橡胶手套、棉签、胶布、手电筒，分别装鼻饲液、温开水的两个容器，水温计。拔管用物：弯盘、治疗巾、纱布、PE手套、松节油、棉签、标签 （2）治疗车下层：医疗垃圾桶、生活垃圾桶	3	少一件或一件不符合要求扣1分		
操作流程（65分）	1. 携用物至患者床旁，核对床号、姓名	3	不核对扣3分；核对不全，一处扣1分		
	2. 立起对侧护栏，协助患者取半卧位	3	体位不舒适扣3分，一处不符合要求扣1分		
	3. 掀开被子，定剑突，做标记，颌下铺巾，置弯盘，开无菌盘，取棉签蘸清水清洁一侧鼻腔	6	定位不准确扣5分，一处不符合要求扣1分		
	4. 将喂灌器和胃管置无菌盘内，戴手套，检查胃管是否通畅，用油纱布润滑胃管前端，测量插管长度（成人45～55cm，婴幼儿14～18cm），口述前额发际至剑突的距离或从鼻尖至耳垂再至剑突的距离	8	不检查胃管是否通畅扣2分，不量长度扣5分，量不准扣2分，一处不符合要求扣1分		
	5. 核对患者床号、姓名，告知患者配合方法及可能出现的不适，将胃管沿一侧鼻孔轻轻插入，到咽喉部（插入14～15cm）时，指导患者做吞咽动作，插至预测长度	8	未核对扣4分，插管前不告知配合方法、不润滑胃管各扣3分，插管方法不对、插入不畅时未检查、插管过程中不指导、患者呛咳仍继续插管各扣5分		
	6. 证实胃管在胃内，可选用以下一种方法，口述另外两种方法：①胃管末端接喂灌器抽吸，有胃液抽出。②置听诊器于胃部，用喂灌器从胃管注入10mL空气，听气过水声。③患者呼气时将胃管末端置入水中，无气泡逸出	7	未检查胃管是否在胃内扣6分，检查方法不对扣5分，未能口述其他两种方法各扣1分		

续表

程序	规范项目	分值	评分标准	扣分	得分
操作流程(65分)	7. 固定胃管：鼻翼及颊部	2	不固定扣2分，不牢扣1分		
	8. 撤弯盘，脱手套，检查鼻饲饮食温度	3	不检查饮食温度或温度不宜扣2分，一处不符合要求扣1分		
	9. 注入适宜温度的鼻饲饮食：以一手反折胃管末端加以固定，另一手以灌食注射器抽吸少量温开水，打开反折部位，先注入少量温开水，再缓缓注入流质或药液，注入量不超过200mL，注意观察患者的反应	6	灌注量不准确扣2分，不通畅扣2分，不观察患者反应扣2分，一处不符合要求扣2分		
	10. 鼻饲结束，再注入少量温开水（20～50mL），将胃管末端抬高	2	一处不符合要求扣1分		
	11. 鼻饲管的维持：封闭胃管末端，反折，用纱布包好，固定胃管于患者衣领或枕旁，填写胃管标识，再次核对床号、姓名，将标识贴粘贴在胃管上，撤去治疗巾，询问患者感受，交代注意事项，洗手，记录	6	未再次核对床号、姓名扣3分，一处不符合要求扣1分		
	12. 查对，解释，拔除胃管：颌下铺巾，揭去固定的胶布，用纱布包裹近鼻孔端的胃管，嘱患者深呼吸，在呼气时拔管，边拔边用纱布擦胃管，拔到咽喉处时快速拔出；清洁口鼻、面部，擦净胶布痕迹，撤除弯盘和治疗巾	2	一处不符合要求扣1分		
	13. 询问患者的感受，交代患者注意事项	4	未询问或未交代注意事项各扣2分，交代不全一项扣1分		
	14. 协助患者取舒适体位（拔管后放平床头），整理床单位，致谢	2	一处不符合要求扣1分		
	15. 洗手	1	未洗手扣1分		
	16. 记录	2	未记录扣2分；记录不当，一处扣1分		

续表

程序	规范项目	分值	评分标准	扣分	得分
操作后评价(15分)	1. 按消毒技术规范分类整理使用后物品	3	一处不符合要求扣1分		
	2. 正确指导患者： (1)告知插胃管和鼻饲可能造成的不良反应 (2)告知患者鼻饲操作过程中的不适及配合方法 (3)指导患者在恶心时做深呼吸或吞咽动作 (4)告知患者在带管过程中的注意事项，避免胃管脱出	5	未指导扣5分；指导不全，一项扣1分		
	3. 言语通俗易懂，态度和蔼，沟通有效	2	态度、语言不符合要求各扣1分，沟通无效扣2分		
	4. 全过程动作熟练、规范，符合操作原则	5	一处不符合要求酌情扣1~2分		
操作总时间：15分钟，时间到即停止操作，未完成的操作步骤不得分					

【操作流程、要点说明及沟通要点】

操作流程	要点说明	沟通要点
双人核对医嘱、治疗单	·核对床号、姓名、住院号、医嘱内容	
核对床头卡，评估患者情况(带手电筒)	·核对床号、姓名 ·询问身体状况 ·评估患者鼻腔情况 ·既往有无鼻部疾患	"您好，我是您的责任护士×××，能告诉我您的床号和姓名吗?""3床，吴×。""吴大伯您好，您现在吃东西呛咳，医生建议给您留置胃管，把所需的营养物质、药物注入胃内。以前您插过胃管吗?""没有。""插胃管是将一根管道从鼻腔插到胃内。""以前您有无鼻部疾病?""没有。""让我检查一下您的鼻腔情况。""您的鼻腔黏膜完整，鼻中隔无弯曲。我们选择右侧鼻腔插管好吗? 您有活动性义齿吗?""没有。""请稍等，我去准备用物。"

操作流程	要点说明	沟通要点
洗手，戴口罩	·符合洗手的要求与要点	
用物准备	·用物准备齐全	
核对解释：携用物至床旁，核对患者床号、姓名（查看手腕带），解释操作目的，指导配合方法，取下活动义齿	·确认患者，取得合作 ·消除疑惑和不安全感，缓解紧张情绪 ·防止义齿脱落、误咽	"请告诉我您的床号和姓名。" "吴大伯，插管是为了保证营养，促进身体恢复，可能有一点不舒服，只要您配合做张口深呼吸或者吞咽动作就可以，现在我们开始插管，请您配合，好吗？"
安置卧位：协助患者取半坐卧位或坐位（摇高床头，立起对侧护栏）	·半坐卧位可减轻插管时的不适	"帮您把床头摇高30°～40°，请不要紧张。"
铺巾放盘	·保护患者床单位	"在您颌下放弯盘。"
清洁鼻腔（一侧），备胶布	·鼻腔通畅，便于插管	"吴大伯，现在我帮您清洁鼻腔，有点凉。"
检查胃管：将喂灌器和胃管置无菌盘内，戴手套，检查胃管是否通畅	·确保胃管通畅	
测量长度：掀开被子，定剑突，做标记，测量胃管插入长度	·测量方法：成人前额发际自剑突的距离或鼻尖经耳垂至剑突的距离，45～55cm（图1-4-1）。小儿眉间到剑突与脐中点的距离	"吴大伯，我在测量胃管插入的长度，不用紧张。"
润滑胃管：油纱布润滑胃管前段（15～20cm）	·减少插管时的摩擦力	
规范插管： (1)一手持纱布托住胃管，一手持镊子夹住胃管，轻轻插入选定侧鼻孔 (2)清醒患者插入10～15cm（咽喉部）时，指导患者做吞咽动作，顺势将胃管插至预定长度	·插入动作应轻稳（图1-4-2） ·吞咽动作便于胃管迅速插入食管，护士可随患者"咽"的动作边咽边插 ·插管中若出现恶心、呕吐，可暂停插入，嘱患者深呼吸 ·如胃管误入气管，出现呛咳、发绀、呼吸困难，应立即拔出，休息片刻后重新插入	"请问您是3床吗？""吴大伯，现在开始给您插管。" "请您做吞咽动作。""对，做得很好。"

操作流程	要点说明	沟通要点
确认入胃：检查胃管是否在胃内	·保证患者安全，防止误入气管 ·有胃液抽出 ·能听到气过水声 ·无气泡逸出	"吴大伯，胃管已经插好，请您放心。"
固定胃管：鼻翼及颊部	·防止胃管滑出	"给您固定，请您不要自行摘除。"
撤弯盘、脱手套，测量鼻饲液温度	·保证患者安全，防止损伤胃黏膜	
灌注鼻饲液： (1)在胃管末端接注射器，抽出胃液，再注入少量温开水 (2)缓慢灌注流质食物或药物，药片应研碎溶解后灌入；每次灌注量不超过200mL，间隔时间大于2小时，每次注入前应测量温度 (3)灌注完毕，再注入少量温开水	·每次灌注前应抽吸胃液，以确认胃管在胃内 ·注入少量温开水（图1-4-3），温开水可润滑管腔，防止鼻饲液附着于管壁 ·注入过程中应询问患者感受，以调节注入速度，避免注入空气导致腹胀 ·冲净胃管，避免鼻饲存积于管腔中变质，引起胃肠炎	"吴大伯，开始给您注入食物，如有不舒服，请您告诉我，谢谢您的配合！"
封管固定：用胃管塞封住末端开口处并反折，用纱布包好，再用橡皮圈扎紧，用别针固定于衣领	·防止食物反流 ·防止胃管脱落	
填写胃管标识，再次核对床号、姓名，将标识贴粘贴在胃管上		"请问您是3床吗？"

操作流程	要点说明	沟通要点
清洁整理： (1)清洁患者鼻孔、口腔，撤去治疗巾，整理患者床单位，嘱患者维持原卧位 20～30 分钟 (2)冲净注射器，用纱布盖好放于治疗盘内备用	·维持原卧位可防止呕吐 ·鼻饲用物应每日更换、消毒	"吴大伯，现在胃管已经帮您插好，并且灌了 200mL 食物，请您保持抬高床头 30°～40° 的姿势 20～30 分钟，防止食物反流。请您不要随意拔出胃管，在翻身、活动时请您不要牵拉胃管，防止胃管脱落。现在您有不舒服吗？""没有。""如有不舒服，请随时呼叫我们，呼叫器在您的右手边，我们也会随时过来巡视，谢谢您的配合！"
准确记录：洗手，记录鼻饲时间、鼻饲液的种类和量、患者的反应	·便于安排下一次灌注时间	
【情境导入】2 周后，患者进食饮水不再呛咳，无吞咽困难。医嘱：停止鼻饲饮食。		
核对解释：备齐用物至床旁，核对，解释，置弯盘于患者颌下，去除胶布，反折胃管末端或夹紧胃管	·取得患者合作，使患者精神放松 ·夹紧胃管，以免胃管内液体滴入气管	"您好，我是您的责任护士×××，能告诉我您的床号和姓名吗？"
拔出胃管	·用纱布包裹鼻孔处的胃管，嘱患者深呼吸，在患者呼气时拔管（图 1-4-4） ·边拔边用纱布擦胃管，至咽喉处快速拔出，以免管内残留液体滴入气管 ·减少对患者的视觉刺激	"吴大伯，经过一段时间治疗，您的病情已好转，现在可以经口进食，根据医嘱准备给您拔除胃管，拔管时请您配合我做呼气动作。"
询问患者的感受，交代患者注意事项	·体现关爱患者	"吴大伯，现在胃管已拔出，您感觉怎样？帮您把床摇平。现在可以经口进食了，需注意少量多餐，从流质饮食逐步过渡到普食，避免食用坚硬、刺激的食物。"

续表

操作流程	要点说明	沟通要点
清洁整理：清洁患者口腔、面部，去除胶布痕迹，协助漱口，取舒适体位，整理床单位，清理用物	·可用松节油擦净胶布痕迹，再用乙醇擦除松节油 ·使患者感觉舒适	"吴大伯，面部已经清洁干净，请您漱口。您这体位舒适吗，您还有其他需要吗？""谢谢配合，您好好休息。"
洗手记录：洗手，记录拔管时间和患者的反应	记录拔管时间和患者的反应	
用物处置：将物品送至处置室，分类处理		

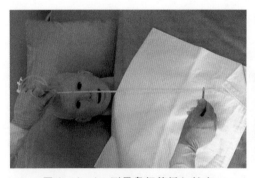

图 1-4-1　测量鼻饲管插入长度

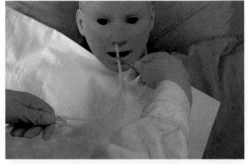

图 1-4-2　插鼻饲管

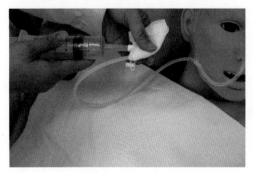

图 1-4-3　注入少量温开水

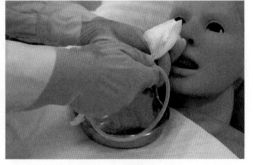

图 1-4-4　边拔边擦鼻饲管

【注意环节】

1. 插管的方法正确，插管时动作应轻柔，避免损伤食管黏膜。

2. 每次喂食前必须先证实胃管在胃内且通畅，并用少量温开水冲管后再进行喂食，鼻饲完毕后再次注入少量温开水，防止鼻饲液凝结、变质，同时要避免因注入空气而致腹胀。

3. 鼻饲液温度应为 38～40℃，避免过冷或过热；每次鼻饲量不超过 200mL，间隔时间不少于 2 小时；牛奶与新鲜果汁应分别灌注，防止产生凝块；药片研碎溶解后注入。

4. 长期鼻饲者每天应进行口腔护理 2 次，并定期更换胃管。硅胶胃管每月更换 1 次，普通胃管每周更换 1 次，在晚间末次灌食后拔出，次晨再从另一侧鼻孔插入。

5. 食管静脉曲张和食管梗阻的患者禁忌使用鼻饲法。

【思考与练习】

1. 鼻饲法适用于哪些患者？
2. 证实胃管在胃内的三种方法是什么？
3. 插胃管过程中会出现哪些情况？如何处理？

项目五 女患者留置导尿术

【学习目标】

1. 能正确说出导尿术的目的、注意事项。
2. 能规范进行女患者留置导尿术操作。
3. 在整个练习过程中，能充分保护患者隐私，具有同理心。

【导入案例】

2床，高×，女，72岁。主诉：CT发现胰腺占位性病变3天。入院后予完善相关检查，拟行"胰体尾＋脾切除术"。医嘱：术前留置导尿＋尿培养检查。

【评分标准】

程序	规范项目	分值	评分标准	扣分	得分
操作前准备（20分）	1. 仪表端庄，着装整洁	2	一处不符合要求扣1分		
	2. 核对医嘱、治疗单	5	未核对扣5分，一处不符合要求扣1分		
	3. 床旁核对，解释，评估： (1)询问、了解患者的身体状况 (2)了解患者膀胱充盈度 (3)会阴部局部皮肤情况 (4)患者的自理能力和配合程度 (5)环境评估	6	未解释或解释不到位扣2分；未评估扣4分；评估不全，一项扣2分；未拉围帘或用屏风遮挡患者进行评估扣1分		
	4. 洗手，戴口罩	2	一处不符合要求扣1分		
	5. 用物准备：治疗盘内备无菌导尿包，一次性中单(或垫巾)、弯盘、管道标识贴、治疗单、笔、表、手消毒液、盛污物容器(必要时备试管架、小毛毯、便盆、屏风等)	5	少一件或一件不符合要求扣1分		

程序	规范项目	分值	评分标准	扣分	得分
操作流程（65分）	1. 携用物至患者床旁，核对床号、姓名	3	不核对扣3分；核对不全，一处扣1分		
	2. 告知患者操作中可能出现的不适和配合方法，关闭门窗，拉围帘或用屏风遮挡患者	3	未告知扣3分，一处不符合要求扣1分		
	3. 松解床尾盖被，协助患者取卧位，脱去对侧裤腿，盖在近侧腿上（必要时近侧腿上加盖小毛毯保暖），两腿略外展，暴露外阴，臀下铺中单或垫巾	4	体位不符合扣2分，一处不符合要求扣1分		
	4. 初步消毒：打开导尿包，取出外洗盘，连同弯盘一起放置在会阴部下方，左手戴手套，右手持镊子，依次消毒阴阜、对侧大阴唇、近侧大阴唇，左手分开大阴唇，消毒对侧小阴唇、近侧小阴唇、尿道口，顺序由外向内、自上而下，每个棉球限用一次。用过的棉球及手套放在弯盘内，撤去弯盘	8	消毒顺序颠倒一次扣2分，一处不符合要求扣1分		
	5. 洗手，核对患者床号、姓名	3	不核对扣2分；核对不全，一处扣1分；一处不符合要求扣1分		
	6. 取无菌导尿包置于患者两腿之间，按无菌原则的要求打开导尿包，戴手套，铺孔巾（使孔巾和导尿包内层包布形成一无菌区），合理整理无菌用物	4	一处不符合要求扣1分		
	7. 检查尿管气囊是否完好，连接引流袋，关闭引流袋底端开关，用石蜡油棉球或纱布润滑导尿管前端11～16cm（若为一次性导尿润滑尿管前端5～8cm）	4	一处不符合要求扣1分		
	8. 再次消毒：左手分开并固定小阴唇，右手用镊子夹消毒棉球、按顺序消毒尿道口、对侧小阴唇、近侧小阴唇、尿道口。每个棉球限用一次，在尿道口消毒时适当停留，以增强消毒效果	6	消毒顺序颠倒一次扣2分，一处不符合要求扣2分		

程序	规范项目	分值	评分标准	扣分	得分
操作流程（65分）	9. 左手继续固定小阴唇不松开，嘱患者深呼吸，同时用右手持另一镊子夹导尿管前端，对准尿道口轻轻插入尿道 4～6cm，见尿液流出后再插入 7～10cm（若为一次性导尿，见尿后再插入 1cm 左右），左手下移，固定尿管	6	一处不符合要求扣 2 分		
	10. 根据导尿管型号，向水囊内注入一定量的无菌生理盐水（一般 12～14 号导尿管注入量为 5～10mL，16～18 号导尿管注入量为 10～15mL），轻拉导尿管有阻力感，确定尿管固定稳妥（若为一次性导尿，无须向气囊内注水，导尿完毕，拔除导尿管）	5	一处不符合要求扣 1 分		
	11. 留取尿标本：关闭引流袋的引流管开关，分离导尿管与引流袋，用试管接中段尿 5mL，盖好瓶盖，连接导尿管与引流袋。尿标本试管放入试管架	3	一处不符合要求扣 1 分		
	12. 撤孔巾，消毒用物放入导尿包内，脱去手套，将导尿包物品撤至医疗垃圾桶内。撤中单（或垫巾），协助患者整理衣裤	4	一处不符合要求扣 1 分		
	13. 核对患者床号、姓名，填写管道标示贴并贴在导尿管的气囊段，引流袋穿过近侧大腿下方，引流袋妥善固定在床边，打开引流袋的引流管开关，观察尿液引流情况	4	一处不符合要求扣 1 分		
	14. 询问患者感受，取舒适体位，交代注意事项，整理床单位和用物	3	一处不符合要求扣 1 分		
	15. 开门窗，拉围帘（撤屏风）	2	一处不符合要求扣 1 分		
	16. 洗手，记录	3	未洗手扣 1 分；未记录扣 2 分；记录不符合要求，一处扣 1 分		

续表

程序	规范项目	分值	评分标准	扣分	得分
操作后评价(15分)	1. 按消毒技术规范要求分类整理使用后物品	3	一处不符合要求扣1分		
	2. 正确指导患者: (1)指导患者在插管过程中配合,避免污染 (2)指导患者在留置尿管期间保证充足入量,预防发生感染和结石;告知患者留置尿管期间防止尿管打折、受压、脱出等情况发生,保证通畅;告知患者保持尿袋高度低于耻骨联合水平,防止逆行感染	5	未指导扣5分;指导不全,一处扣1分		
	3. 语言通俗易懂,态度和蔼,沟通有效	2	态度、语言不符合要求各扣1分,沟通无效扣2分		
	4. 全过程动作熟练、规范,符合操作原则	5	一处不符合要求酌情扣1~2分		
操作总时间:15分钟,到时间即停止操作,未完成的操作步骤不得分					

【操作流程、要点说明及沟通要点】

操作流程	要点说明	沟通要点
双人核对医嘱、治疗单		
核对床头卡,评估患者情况,清洗外阴(能自理者自行清洗,不能自理者协助清洗)	·正确有效核对,避免差错 ·消除患者紧张情绪,取得合作 ·进行膀胱触诊及叩诊,观察会阴部皮肤完整性及清洁度 ·床上清洗者避免弄湿衣被	"您好,我是您的责任护士×××,能告诉我您的床号和姓名吗?""2床,高×。""高奶奶,您感觉怎样?因您今天手术,根据需要,医生建议给您留置尿管,您以前插过尿管吗?留置尿管是将无菌尿管由尿道口插到膀胱内引流尿液的技术,并且这尿管要在您身上保留到手术后,希望您能配合。""给您检查膀胱及会阴部皮肤情况,好吗?""为了减少感染发生,您可以自己清洗会阴吗?""请稍等,我去准备用物。"
洗手,戴口罩		

操作流程	要点说明	沟通要点
用物准备		
核对解释：携用物至床旁，核对患者床号、姓名（查看手腕带），解释操作目的，指导配合方法	·确认患者，取得合作，消除其紧张情绪 ·拉屏风，注意保护隐私	"能告诉我您的床号和姓名吗？"（看腕带）"高奶奶，我是护士小张，现在用物准备好了，您清洁会阴了吗？待会儿插管过程中可能会有点不舒服，请您深呼吸，放轻松，配合我，好吗？"
松开床尾盖被，立起对侧护栏，协助患者取相应体位，盖浴巾，臀下垫巾	·注意保暖，避免过多暴露患者（图1-5-1） ·注意患者安全 ·防止污染床单	"您这样躺着舒服吗？我将您的裤子脱下，请您抬下臀部，给您垫垫巾。"
打开无菌导尿包，初步消毒：左手戴手套，右手持镊子，依次消毒阴阜、对侧大阴唇、近侧大阴唇，左手分开大阴唇，消毒对侧小阴唇、近侧小阴唇、尿道口	·严格遵循无菌原则 ·每个棉球限用1次，消毒顺序为由外向内、自上而下（图1-5-2～图1-5-5） ·夹取棉球中心部位，使棉球裹住钳尖，避免在消毒时损伤组织	"高奶奶，现在帮您第一次会阴消毒，消毒液可能会有点凉，请您别紧张。"
再次核对患者床号、姓名，消毒双手，在患者两腿间按无菌要求打开无菌导尿内包	·操作中查对 ·嘱患者保持安置体位，以免污染无菌区	"高奶奶，在您的两腿之间打开一个无菌导尿包，请您保持这个体位别动，好吗？"
戴手套，铺孔巾，检查尿管气囊是否完好，连接引流袋，关闭引流袋底端开关，用石蜡油棉球或纱布润滑导尿管前端11～16cm（若为一次性导尿，润滑导尿管前端5～8cm）	·扩大无菌区域，方便操作，避免污染 ·选择合适的导尿管：成人一般用10～12号导尿管，小儿用8～10号导尿管 ·润滑导尿管可减轻黏膜损伤	

操作流程	要点说明	沟通要点
再次消毒:一手拇指与食指分开并固定小阴唇,另一手持镊子夹取消毒液棉球再次消毒会阴部(依次消毒两侧小阴唇、尿道口)	·充分暴露尿道口,便于消毒 ·第二次消毒的顺序:内、外、内,自上而下(图1-5-6、1-5-7) ·消毒尿道口时稍停顿,使消毒液充分与尿道黏膜接触,以达到更好的消毒效果	"高奶奶,我现在给您做第二次会阴消毒。"
插导尿管:左手继续分开固定小阴唇,右手撤除消毒后用物,将插管用物移至会阴部,嘱患者深呼吸,同时用右手持另一镊子夹导尿管前端,对准尿道口轻轻插入尿道4~6cm,见尿液流出后再插入7~10cm(若为一次性导尿,见尿后再插入1cm左右),左手下移,固定尿管	·不可松开固定小阴唇的手,以免污染已消毒的尿道口 ·深呼吸可减轻腹肌和尿道黏膜肌的紧张,利于插管 ·插管动作应轻柔,避免损伤尿道黏膜 ·如导尿管滑出,疑有污染,需要换导尿管,防止泌尿系感染 ·老年女性尿道口回缩,插管时应仔细观察、辨认 ·如果导尿管误入阴道,应另换一根无菌导尿管重新插入	"高奶奶,现在准备给您插尿管,请您放轻松,好吗?"
注入生理盐水,妥善固定尿管,检查,取尿标本,撤孔巾,脱去手套,将用物置于医疗垃圾桶内,固定引流袋于床旁	·根据导尿管型号,向水囊内注入一定量的无菌生理盐水(一般12~14号导尿管注入量为5~10mL,16~18号导尿管注入量为10~15mL) ·防止尿液逆流 ·妥善固定引流袋(图1-5-8)	"高奶奶,已帮您插好尿管,给您撤除孔巾。""给您撤除浴巾和垫巾,请您抬下臀部,方便我给您穿上裤子。"
核对患者床号、姓名,填写管道标示贴并贴在气囊管处	·操作后查对	

续表

操作流程	要点说明	沟通要点
询问感受，取舒适体位，交代注意事项，整理床单位，致谢	·注意人文关怀	"高奶奶，您感觉怎么样？尿管已经给您插上，要保留一段时间。请您在这期间注意床上翻身活动时幅度不要太大，保持管道的通畅，避免管道脱出；下床活动时，引流袋的位置需低于腰部，避免尿液反流引起感染；同时，术后留置尿管期间请您多喝水，以达到冲洗尿道的目的。您这样躺着舒服吗？好好休息，有事请您按床头铃，谢谢您的配合，祝您明天手术顺利！"（拉开床帘）
洗手，记录	记录尿量及患者反应	

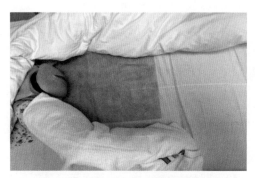

图 1-5-1 体位

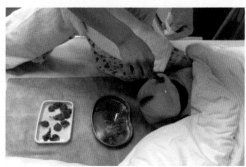

图 1-5-2 消毒阴阜

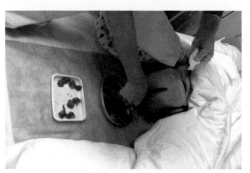

图 1-5-3 消毒大阴唇

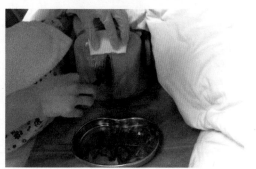

图 1-5-4 消毒小阴唇

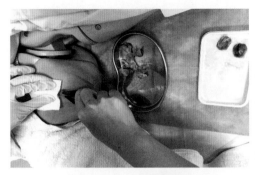

图 1-5-5 消毒尿道口

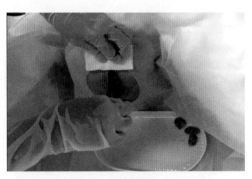

图 1-5-6 消毒尿道口(第二次)

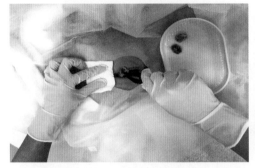

图 1-5-7 消毒小阴唇(第二次)

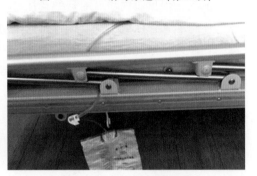

图 1-5-8 引流袋固定

【注意环节】

1. 严格执行无菌技术操作原则。

2. 在操作中注意保护患者的隐私,并注意保暖。

3. 插管时动作轻柔,避免损伤尿道黏膜。

4. 为女性患者插尿管时,如导尿管误入阴道,应换管重新消毒插管。

5. 对膀胱高度膨胀且极度虚弱者,第一次放尿不得超过 1000mL,以防止血尿和虚脱的发生。

【思考与练习】

1. 如何把握留置尿管的插管长度?

2. 女性患者插尿管时误插入阴道应如何处理?

3. 患者留置尿管时的注意事项有哪些?

项目六　肌内注射法

【学习目标】

1. 能正确说出肌内注射的目的及注意事项。
2. 能正确选择注射部位及进行肌内注射操作。
3. 在肌内注射过程中严格执行无菌技术操作原则和"三查七对"制度。
4. 在整个操作过程中，与患者进行良好的沟通交流，并正确指导患者。

【导入案例】

8床，黄×，女，58岁。腰腹部绞痛、尿血、恶心、呕吐，有肾结石病史，T37.6℃，P88次/分，R22次/分，BP130/70mmHg。诊断：肾结石。临时医嘱：山莨菪碱(654-2)10mg，肌内注射。

【评分标准】

程序	规范项目	分值	评分标准	扣分	得分
操作前准备（20分）	1. 仪表端庄，着装整洁	2	一处不符合要求扣1分		
	2. 核对医嘱、治疗单	5	未核对扣5分，一处不符合要求扣1分		
	3. 评估：床旁核对，解释 (1)评估患者病情、治疗情况、意识状态等 (2)评估患者心理状态、药物过敏史、对用药的认知及合作程度 (3)评估肢体活动情况和注射部位状况 (4)解释操作目的，取得患者配合	6	未评估扣4分；评估不全，一项扣2分；未解释扣2分		
	4. 洗手，戴口罩	2	一处不符合要求扣1分		
	5. 用物准备： (1)治疗车上层：手消毒液、医嘱本、治疗单、按医嘱备药、治疗盘、无菌治疗巾包、无菌持物钳、一次性注射器2~5mL、无菌棉签、皮肤消毒液、砂轮、治疗单、注射卡、笔、表 (2)治疗车下层：锐器盒、医疗垃圾桶、生活垃圾桶	5	少一件或一件不符合要求扣1分		

程序	规范项目	分值	评分标准	扣分	得分
操作流程（65 分）	1. 打开无菌治疗巾包，按规定要求铺无菌治疗盘	2	不铺盘扣 2 分，不符合要求一处扣 1 分		
	2. 核对： （1）治疗单（注射卡）：床号、姓名、药名、浓度、剂量、用法、时间 （2）药品：药名、剂量、药品批号、有效期，对光检查药液是否浑浊、有无沉淀及絮状物，瓶身有无裂痕 （3）一次性注射器：名称、有效期、包装完整性	6	不核对扣 4 分，未检查一项扣 2 分，核对不全一处扣 1 分		
	3. 吸药： （1）将安瓿尖端药液弹下，安瓿锯痕，消毒后折断 （2）取一次性注射器并紧密衔接针头 （3）用正确方法吸药，排尽空气 （4）将抽吸好的药液套上安瓿，置于无菌盘内并盖好	5	锯后不消毒安瓿、注射器选择不当、吸药及排气方法不对、浪费药液各扣 1 分，吸好的药液未放入治疗盘内、未盖好各扣 1 分，一处不符合要求扣 1 分		
	4. 携用物至床旁，核对患者，为患者遮挡，保护患者隐私	5	未核对扣 3 分，未遮挡扣 2 分		
	5. 选择注射部位（臀大肌/臀中肌/臀小肌/股外侧肌/上臂三角肌），并能正确叙述一种定位方法，协助患者取正确体位：仰卧位/侧卧位/俯卧位	5	选择注射部位不对扣 5 分，体位不正确扣 3 分，口述不符合要求扣 1 分		
	6. 按十字法或连线法选择臀大肌注射部位	5	定位不准扣 5 分		
	7. 皮肤消毒：范围 >5cm，消毒液待干	2	一处不符合要求扣 1 分		
	8. 注射前查对，确认无误，并排尽注射器内空气	5	不再次核对扣 3 分，排气方法不正确或空气未排尽各扣 2 分，污染和浪费药液各扣 2 分		
	9. 进针：指导患者放松，左手拇指、食指绷紧注射部位皮肤，并备一无菌干棉签；右手以握笔姿势持注射器，中指固定针栓，将针头用力适中、迅速垂直刺入肌内 2.5～3cm（针梗 2/3，消瘦者及小儿酌减）	6	不绷紧皮肤，进针角度、手法不对，过深、过浅各扣 2 分，一处不符合扣 2 分		

程序	规范项目	分值	评分标准	扣分	得分
操作流程(65分)	10. 注射药物：右手固定注射器，左手松开，抽动注射器活塞，无回血后缓慢注入药液	6	不固定针栓、速度不当各扣2分，一处不符合要求各扣2分		
	11. 拔针：注射毕左手把无菌干棉签放置在穿刺点正上方，右手迅速拔针，干棉签按压直至不出血后丢弃	4	拔针慢、不用棉签按压穿刺处各扣2分		
	12. 注射后再次核对床号、姓名及药物	3	不核对扣3分		
	13. 询问患者的感受，告知患者可能出现的不适。交代患者注意事项	5	未询问患者感受扣1分，未交代注意事项扣4分，交代不全扣2分		
	14. 协助穿裤子，取舒适体位，整理床单位	3	体位不舒适及不整理各扣2分		
	15. 洗手，记录	3	未洗手扣1分，未记录扣2分		
操作后评价(15分)	1. 按消毒技术规范分类整理使用后物品	3	一处不符合要求扣1分		
	2. 正确指导患者： (1)告知肌内注射可能造成的不良反应 (2)告知患者肌内注射操作过程中的不适及配合方法，护患有效沟通，注重人文关怀 (3)指导患者注射时放松肌肉，保持恰当体位 (4)指导患者注射后避免抓挠，出现用药不良反应及时报告医务人员	5	未指导扣5分，指导不全一项扣1分		
	3. 言语通俗易懂，态度和蔼，沟通有效	2	态度、语言不符合要求各扣1分，沟通无效扣2分		
	4. 全过程动作熟练、规范，符合操作原则	5	一处不符合要求酌情扣1~2分		
操作总时间：10分钟，时间到即停止操作，未完成的操作步骤不得分					

【操作流程、要点说明及沟通要点】

操作流程	要点说明	沟通要点
双人核对医嘱、治疗单、注射卡	·床号、姓名、药名、剂量、浓度、用药方法、用药时间	
核对，解释，评估	·床头卡、手腕带 ·向患者及家属解释，取得配合 ·评估病情、意识状态、既往病史、治疗情况、过敏史，患者对肌内注射的认知、合作程度、局部皮肤情况、肢体活动情况和注射部位状况	"您好，我是您的责任护士×× ×，能告诉我您的床号和姓名吗?""8床，黄×。""黄阿姨您好，您现在疼得厉害，医生给您开了止痛针，可以缓解疼痛，您对什么药物过敏? 以前您打过针吗?""打过。""不晕针吧?""请让我检查您的臀部皮肤，皮肤无红肿、炎症、硬结，您放心，一会儿我会轻点给您注射。"
洗手、戴口罩	·洗手方法正确	
用物准备	·无菌物品及药品均在有效期内，包装无破损	
铺无菌盘	·符合铺无菌盘要求	
核对治疗单(注射卡)、药品、一次性注射器	·治疗单(注射卡):床号、姓名、药名、浓度、剂量、用法、时间 ·药品:药名、剂量、药品批号、有效期，对光检查药液是否浑浊、沉淀，有无絮状物，瓶身有无裂痕 ·一次性注射器:名称、有效期、包装完整性	
吸药	·安瓿:将安瓿药液弹下，砂轮锯痕，消毒并擦去玻璃碎屑，用无菌持物钳夹取无菌纱布包裹瓶颈后再掰断安瓿 ·密封瓶:除去铝盖中心部分后消毒 ·取一次性注射器拧紧针头，用正确方法吸药，防止药液流出浪费 ·无菌操作，避免针头和药液污染 ·排尽空气，套好安瓿，防止针头污染，注重职业防护，避免刺伤 ·放入无菌治疗盘内	

操作流程	要点说明	沟通要点
携带用物至床前，核对并解释	·确认患者信息无误，取得合作 ·消除疑虑和不安全感，缓解紧张情绪 ·为患者遮挡，保护患者隐私	"请告诉我您的床号和姓名。""打针是给您缓解疼痛，您不必担心。"
安置卧位：根据病情协助患者取侧卧位/俯卧位/仰卧位	·侧卧位：上腿伸直，下腿弯曲（图1-6-1） ·俯卧位：两足尖相对 ·仰卧位：用于危重及不能翻身者，限于臀中肌、臀小肌注射（图1-6-2） ·松弛注射部位肌肉	"黄阿姨，请您翻身侧卧，放松。"
选择注射部位、定位	·臀大肌注射定位法：①十字法（图1-6-3）：从臀裂顶点向左或向右划一水平线，然后从髂嵴最高点做一垂直线，将一侧臀部分为4个象限，其外上象限并避开内角（从髂后上棘至股骨大转子连线）的区域为注射部位。②连线法（图1-6-4）：取髂前上棘与尾骨连线的外上1/3处为注射部位 ·臀中肌、臀小肌注射定位法：①构角法：以食指尖和中指尖分别置于髂前上棘与髂嵴下缘处，在髂嵴、食指、中指之间构成一个三角形区域为注射部位。②三指法：髂前上棘外侧三横指处（以患者的手指宽度为标准）为注射部位 ·股外侧肌注射定位法：取大腿中段外侧，膝关节上10cm，髋关节下10cm处，宽约7.5cm处为注射部位 ·上臂三角肌注射定位法：取上臂外侧，肩峰下2~3横指处为注射部位 ·避开神经和血管	"黄阿姨，现在我给您定位。"
消毒皮肤	·从进针点向边缘螺旋式消毒，范围>5cm，消毒2遍，遵守无菌操作规程 ·消毒液待干	"黄阿姨，现在帮您消毒皮肤，有点凉。"

续表

操作流程	要点说明	沟通要点
注射前查对	·确保无误	
排气进针	·左手拇指及食指绷紧皮肤，不能污染消毒部位皮肤 ·右手以握笔姿势持注射器，中指固定针栓（图1-6-5），注射针头与皮肤成90°角，垂直迅速刺入肌层，进针深度为针体的1/2~2/3，切勿将针头全部刺入 ·抽动活塞，如无回血，左手推动活塞缓慢注药（图1-6-6）（如有回血，应立即拔针，不能注入药液） ·观察患者反应 ·注药完毕，固定注射器及针栓的右手快速拔针，干棉签按压穿刺处片刻	"黄阿姨，现在给您打针，推药过程可能会有点疼，请您放松，我会慢点推。"
再次核对，告知注意事项	·保证注射无误 ·根据不同药物告知肌内注射药物的不良反应	"黄阿姨，针打好了，您现在注射部位疼吗？""如有疼痛是药物刺激，请放心，不要抓挠局部皮肤以免感染。打针后可能会有口渴的情况，是药物的正常反应，可以多喝水，不必担心。""谢谢您的配合！"
整理床单位，协助患者取舒适体位，清理用物	·注意垃圾分类处理	"您这样躺着舒服吗？呼叫器放在您枕边，有事请按呼叫器，我们也会经常过来看您，请您好好休息。"
洗手，记录	记录注射时间、患者反应	

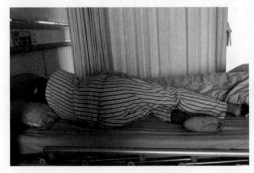

图1-6-1 侧卧位

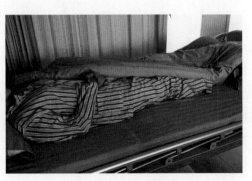

图1-6-2 仰卧位

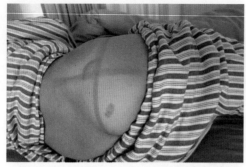
图 1-6-3 十字法定位

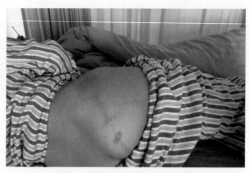
图 1-6-4 连线法定位

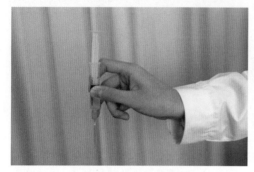
图 1-6-5 进针手法

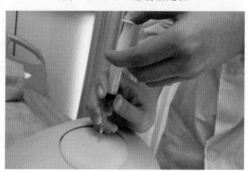
图 1-6-6 推药手法

【注意环节】

1. 严格遵循无菌技术及查对制度，操作中保证无菌，严格检查注射器的有效期，外包装如破损或漏气不能使用，抽药时手不能触及针梗和活塞。注重"三查七对"，认真检查药品及物品。

2. 掌握无痛注射，做到"两快一慢"，注射时和患者进行语言沟通以分散其注意力。

3. 多种药物同时注射时，应注意配伍禁忌。

4. 定位准确，尤其是臀大肌注射应避免损伤坐骨神经。2 岁以下婴幼儿不宜选用臀大肌注射，应选用臀中肌、臀小肌或股外侧肌进行注射。因幼儿在未能独立行走前，其臀部肌肉发育不完善，如选择臀大肌注射有损伤坐骨神经的危险。

5. 进针时切勿将针梗全部刺入，防止不合作患者躁动时，针梗从衔接处折断。一旦针头折断，应嘱患者保持原位不动，固定局部组织，以防断针移位，同时尽快用无菌血管钳夹住断端取出针头。若断端全部埋入，速请外科医生处理。

6. 注射前要回抽，无回血时，方可注入药物。

7. 需长期肌内注射者，应交替更换注射部位，并选用细长针头，以避免或减少硬结的发生。注射刺激性强的药物时，也应选用长针头深部注射。若出现硬结，则可在24 小时后采取热水袋或热湿敷、理疗等处理措施。

【思考与练习】

1. "三查七对"的具体内容有哪些？
2. 常用肌内注射的部位有哪些？
3. 简述臀大肌的两种定位方法。
4. 肌内注射的无痛原则有哪些？

项目七 密闭式静脉输液术

【学习目标】

1. 能正确说出静脉输液的目的及注意事项。
2. 规范进行密闭式静脉输液的操作。
3. 在静脉输液过程中能严格执行"三查七对"制度。
4. 能严格遵守无菌技术操作原则，无污染。
5. 在整个操作过程中能与患者进行良好的沟通交流，并正确指导患者。

【导入案例】

42床，王×，女，69岁，因腹痛、腹泻两天就诊入院。既往因脑血栓致右侧肢体无力，现右上肢不能握物，肢体麻木，右下肢不能站立，在家属的协助下前来医院就诊。查体：T37℃，P88次/分，R20次/分，BP128/86mmHg，查血钾3.1mmol/L。

医嘱：5% GNS 500mL + 10% KCl 10mL，静脉滴注，40滴/分，qd。

【评分标准】

程序	规范项目	分值	评分标准	扣分	得分
操作前准备（20分）	1. 仪表端庄，着装整洁	2	一处不符合要求扣1分		
	2. 核对医嘱、治疗单和瓶签	5	未核对扣5分，一处不符合要求扣1分		
	3. 床旁核对，解释，评估： (1)询问、了解患者的身体状况 (2)评估患者穿刺部位的皮肤、血管状况 (3)解释操作目的，取得患者配合，并做好输液前准备，如排空大小便等	6	未评估扣4分，评估不全一项扣2分，未解释扣2分		
	4. 洗手，戴口罩	2	一处不符合要求扣1分		
	5. 用物准备：手消毒液，内铺清洁治疗巾的治疗盘，一次性输液器，胶布或输液贴，止血带，垫巾，棉签，皮肤消毒剂，药液，笔，手表，治疗单和输液卡，治疗碗，输液架，盛污物容器，如需加药按医嘱备药物，另备一次性注射器、砂轮、利器盒	5	少一件或一件不符合要求扣1分		

续表

程序	规范项目	分值	评分标准	扣分	得分
操作流程（65分）	1. 双人核对： (1) 治疗单和瓶签：床号、姓名、药名、浓度、剂量、用法、时间 (2) 液体：药名、浓度、剂量和有效期等，瓶口有无松动，瓶身有无裂痕，对光检查药液是否变色、浑浊，是否有沉淀或絮状物	5	不核对扣5分，未检查一项各扣2分，检查不全一处扣1分，一处不符合要求扣1分		
	2. 在瓶签核对者处签名，粘贴瓶签。开启药瓶中心部分，常规消毒瓶口（若加药则需检查有无变色、浑浊）	3	未签名扣3分，未消毒或消毒方法不对扣1分		
	3. 检查一次性输液器的名称、有效期、包装完整性，取出，将输液器针头插入瓶塞至根部	3	未检查扣2分，一处不符合要求扣1分		
	4. 携用物至患者床旁，核对患者床号、姓名、药液，告知药名和作用	5	不核对扣5分，未告知扣3分，解释不全扣2分，态度不认真、语言不亲切各扣1分		
	5. 告知患者配合方法，协助患者取舒适体位	4	未告知扣2分，体位不舒适扣2分		
	6. 固定针栓和护针帽，关闭调节器，将药袋挂在输液架上排气，使输液管内充满溶液，墨菲滴管内有1/2~2/3液体，排气，将带有护针帽的针头妥善固定在输液架上	5	未固定针栓和护针帽、未关闭调节器、排气方法不正确、一次排气不成功、浪费药液各扣1分，一处不符合要求扣1分		
	7. 备胶布，铺垫巾及扎止血带，选择静脉，消毒皮肤，输液进针前查对，确认无误	6	扎止血带不符合要求及消毒范围、方法不正确各扣1分，未查对扣2分，一处不符合要求扣1分		
	8. 取下针帽排气，再次检查墨菲滴管下端有无气泡，进行穿刺，见回血后再沿静脉进针少许，松开止血带，打开调节器，以输液贴妥善固定针头及穿刺点，取出止血带及垫巾，将输液肢体放置舒适	10	不复查排气、输液管下端有气体各扣1分，进针方法不正确扣3分，退针一次扣2分，拔出针头重新穿刺扣5分，二次不成功扣8分，不松止血带、调节器各扣1分，固定不牢扣1分，肢体放置不舒适扣1分，一处不符合要求扣1分		

续表

程序	规范项目	分值	评分标准	扣分	得分
操作流程（65分）	9. 调节输液速度，一般成人 40~60 滴/分，儿童 20~40 滴/分，或按医嘱	8	未调滴速扣 8 分，滴数误差每 5 滴扣 2 分		
	10. 输液后查对，确认无误	3	未再次核对扣 3 分		
	11. 询问患者感受，告知注意事项，放置信号灯于患者可触及处	5	未告知注意事项扣 5 分，告知不全酌情扣 1~5 分，一处不符合要求扣 1 分		
	12. 协助患者取舒适体位，整理床单位，致谢	2	体位不舒适扣 1 分，未整理床单位扣 1 分，一处不符合要求扣 1 分		
	13. 洗手	2	未洗手扣 2 分		
	14. 在治疗单和瓶签上记录并签名，治疗单挂于输液架上	4	未签名扣 2 分，未记录扣 2 分，一处记录不符合要求扣 2 分		
操作后评价（15分）	1. 按消毒技术规范要求分类处理使用后的物品	3	一处不符合要求扣 1 分		
	2. 正确指导患者： (1)告知患者所输药物 (2)告知输液中的注意事项	5	未指导扣 5 分，指导不全一处扣 1 分		
	3. 言语通俗易懂，态度和蔼，沟通有效	2	态度、语言不符合要求各扣 1 分，沟通无效扣 2 分		
	4. 全过程动作熟练、规范，符合操作原则	5	一处不符合要求酌情扣 1~2 分		
操作总时间：12 分钟，时间到即停止操作，未完成的操作步骤不得分					

【操作流程、要点说明及沟通要点】

操作流程	要点说明	沟通要点
双人核对医嘱、治疗单和瓶签	·双人核对	

操作流程	要点说明	沟通要点
床旁核对，解释，评估	·询问、了解患者的身体状况、用药史、过敏史 ·评估患者穿刺部位的皮肤、血管状况 ·长期输液的患者注意计划选择血管，从远心端向近心端依次选择血管输液 ·解释操作目的，取得患者配合，并做好输液前准备，如排空大小便等	"您好，我是护士×××，请告诉我您的床号和姓名。""42床王×。""王阿姨好，等一下需要给您静脉滴注补钾，您对什么药物过敏吗？王阿姨请让我看一下您左手的血管情况好吗？您的左手皮肤完好，血管粗直有弹性，一会儿我们就选择从这里输液吧。因为输液需要一段时间，请问您需要我协助您大小便吗？""不用了。""好的，请您稍等，我去准备用物。"
调节输液架位置、高度		
洗手，戴口罩		
用物准备，双人核对，粘贴瓶签	·物品准备齐全 ·治疗单和瓶签：床号、姓名、药名、浓度、剂量、用法、时间（图1-7-1） ·液体：药名、浓度、剂量和有效期等，瓶口有无松动，瓶身有无裂痕，对光检查药液是否浑浊、有无沉淀或絮状物（图1-7-2） ·瓶贴勿覆盖原有标签	
消毒，插入输液器	·按无菌原则消毒输液瓶口（图1-7-3） ·检查输液器包装是否完整、有无漏气及是否在有效期内 ·插入输液器（图1-7-4），注意避免污染粗针头及已消毒的瓶塞 ·妥善处理通气管末端，防止药液漏出和（或）空气进入体内	
携用物至床旁，核对患者床号、姓名	·再次核对患者，取得合作	"您好，请告诉我您的床号、姓名？"（核对腕带）"王阿姨，现在我帮您输液，请问您是躺着输液还是坐着输液呢？""躺着是吗？好的。"

操作流程	要点说明	沟通要点
挂输液袋，初次排气	· 注意保护穿刺头皮针头 · 避免倒挂输液袋时药液从通气管流出，造成药液浪费 · 墨菲滴管内液体至 1/2 ~ 2/3 满，倒置墨菲滴管(图 1 – 7 – 5) · 排尽空气，防止发生空气栓塞 · 如墨菲滴管下段有小气泡不易排出时，可轻弹输液管，使气泡进入墨菲滴管内	
备胶布，铺垫巾，距穿刺点上方 6 ~ 8cm 处扎止血带，选择合适的静脉，消毒皮肤，再次核对	· 选择粗、直、弹性好的静脉，并注意避开关节、静脉瓣 · 扎止血带时开口向上 · 消毒范围 >5cm，避免感染 · 操作中查对	"42 床，王×阿姨。"
取下针帽排气，再次检查墨菲滴管下端有无气泡，进行穿刺	· 注意进针角度为 15° ~ 30°，见回血后前行少许(图 1 – 7 – 6) · 穿刺时避免消毒范围污染 · 穿刺后针尖斜面必须全部在血管内	"王阿姨，请您握拳。"
嘱患者松拳，松开止血带，打开调节器，确认液体滴入通畅，以输液贴妥善固定针头及穿刺点，取出止血带及垫巾，将输液肢体放置舒适	· 三松：松拳、松止血带、松开关 · 三固定：针柄、针眼、针管(图1 – 7 – 7) · 穿刺点处保持无菌 · 不合作的患者可使用夹板绷带固定肢体	
调节输液速度	· 一般成人 40 ~ 60 滴/分，儿童 20 ~ 40 滴/分，或按医嘱	
输液后查对，确认无误	· 操作后查对，避免差错事故发生	"42 床，王阿姨，5% GNS 500mL + 10% KCl 10mL 静脉滴注，40 滴/分，qd。"

续表

操作流程	要点说明	沟通要点
询问患者感受,告知注意事项,放置信号灯于患者可及处,协助患者取舒适体位,整理床单位,致谢	·体现人文关怀 ·防止患者自行调节输液速度,以免造成不良后果	"王阿姨,我已经调好输液滴速,请您和您的家人不要自行调节,保持输液管道通畅,输液过程中您有任何不适,请让您的家人随时叫我们,呼叫器在您的枕边,我们也会随时过来巡视,现在您这样躺着舒服吗?谢谢您的配合,您好好休息!"
洗手记录	·在治疗单和瓶签上记录输液开始的时间、滴速、患者的全身及局部状况,并签全名(图1-7-8)	

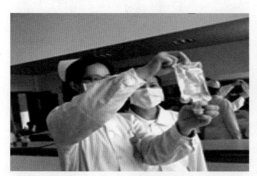

图1-7-1 核对药物

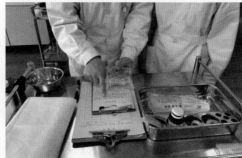

图1-7-2 检查药液

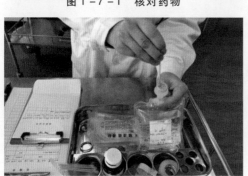

图1-7-3 消毒瓶口

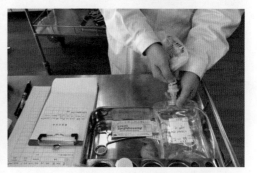

图1-7-4 大针头全插入输液瓶

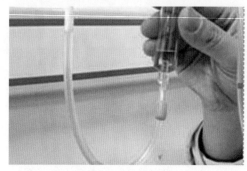

图 1-7-5 排气

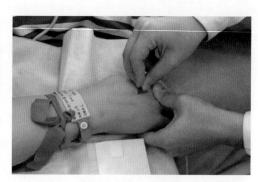

图 1-7-6 进针

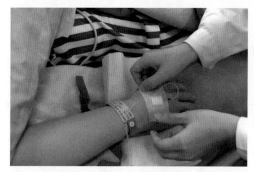

图 1-7-7 输液贴固定

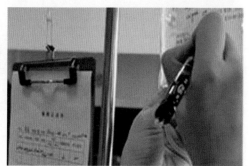

图 1-7-8 操作后记录

【注意环节】

1. 严格执行无菌技术操作原则和查对制度。

2. 长期输液者注意合理使用和保护静脉，一般从远端小静脉开始穿刺。

3. 根据病情需要，有计划地安排输液顺序，如需加入药物，应合理安排，注意配伍禁忌。

4. 输液前应排尽输液管及针头内的空气，药液滴尽前按需要及时更换药液或拔针，严防空气栓塞。

5. 加强巡视，耐心听取主诉，严密观察输液部位皮肤、患者感受，及时处理输液故障。

【思考与练习】

1. 简述静脉输液的目的。

2. 患者输液过程中出现溶液不滴，应考虑为什么原因？如何处理？

3. 根据输液速度计算输液时间。

项目八 青霉素皮试液配制

【学习目标】

1. 能正确解释青霉素皮试液配制的目的。

2. 能规范进行青霉素皮试液配制操作，确保配制剂量准确无误，保证患者用药安全。

【导入案例】

李×，女，46岁，以"慢性支气管炎，心律失常（房颤）"入院。患者主诉：心悸、气短、咳嗽、咳痰一周。入院后测体温39.5℃，心率116次/分，脉率90次/分。遵医嘱给予地高辛、止咳糖浆口服；庆大霉素和地塞米松超声波雾化吸入；青霉素320万U＋0.9%氯化钠溶液250mL，皮试，静脉滴注qd。

【评分标准】

程序	规范项目	分值	评分标准	扣分	得分
操作前准备（20分）	1. 仪表端庄，着装整洁	4	一处不符合要求扣1分		
	2. 核对医嘱、治疗单（卡）	4	不核对扣4分，一处不符合要求扣1分		
	3. 洗手，戴口罩	2	一处不符合要求扣1分		
	4. 用物准备：手消毒液，治疗盘，无菌治疗巾包，1mL及5mL一次性注射器，无菌棉签，80万U青霉素G粉剂，生理盐水注射液1支（10mL），75%乙醇，砂轮，启瓶器，手表，注射单（卡），急救盒（内有一次性2mL注射器、0.1%盐酸肾上腺素、砂轮），利器盒，盛污物容器	10	少一件或一件不符合要求扣1分		
操作流程（65分）	1. 打开无菌治疗巾包，按规范要求铺治疗盘	4	未铺盘扣2分，一处不符合要求扣1分		

程序	规范项目	分值	评分标准	扣分	得分
操作流程（65分）	2. 核对： （1）注射单（卡）：床号、姓名、药名、浓度、剂量、用法、时间 （2）青霉素：药名、剂量、有效期、瓶身有无裂痕 （3）生理盐水：药名、剂量、有效期，对光检查药液是否浑浊、有无沉淀或絮状物，瓶身有无裂痕 （4）一次性注射器：名称、有效期、包装完整性	8	不核对扣4分，不双人核对扣2分；未检查一项各扣2分；检查不全扣1分；一处不符合要求扣1分		
	3. 配制前准备： (1)开启青霉素安瓿的中心部分，消毒 (2)生理盐水注射液，安瓿锯痕，消毒后折断	8	用碘酊消毒青霉素瓶塞扣4分，一处不符合要求扣1分		
	4. 配制青霉素皮试液： （1）将4mL生理盐水注入青霉素瓶内摇匀，使每毫升含青霉素20万U （2）用1mL注射器取上液0.1mL，加生理盐水至1mL，摇匀，使每毫升含青霉素2万U （3）用1mL注射器取上液0.1mL，加生理盐水至1mL，摇匀，使每毫升含青霉素2000U （4）用1mL注射器取上液0.1~0.25mL，加生理盐水至1mL，摇匀，使每毫升含青霉素200~500U	40	注射器选择不当、吸药或排气方法不对、浪费药液各扣5分；稀释量不准确一次扣5分；药液污染扣5分，不更换扣10分；药液剂量配错扣10分；一处不符合要求扣1分		
	5. 将配好的青霉素皮试液套上生理盐水安瓿，置无菌盘内备用，盖好。将青霉素溶液、抢救盒放上治疗车	5	吸好药的注射器未套生理盐水安瓿、未放入治疗盘内、未盖好各扣2分，一处不符合要求扣1分		
操作后评价（15分）	1. 按消毒技术规范要求分类整理使用后的物品	5	一处不符合要求扣1分		
	2. 全过程动作熟练、规范，符合操作原则	10	一处不符合要求酌情扣1~2分		
操作总时间：10分钟，到时间即停止操作，未完成的操作步骤不得分					

【操作流程、要点说明及沟通要点】

操作流程	要点说明	沟通要点
双人核对医嘱、注射单	·核对床号、姓名、药名、剂量、浓度、用法	
洗手、戴口罩	洗手方法正确	
用物准备：5mL 注射器 1 副、1mL 注射器 1 副、生理盐水、80 万 U 青霉素 G 粉剂 1 瓶、75% 乙醇、无菌棉签、无菌盘、弯盘、启瓶器、注射卡、红蓝笔、急救盒（内有肾上腺素 1 支、2mL 注射器 1 副、砂轮 1 个）	·无菌物品及药品均在有效期内，包装完好无破损	
打开无菌治疗巾包，按规范要求铺治疗盘		
核对：注射单、青霉素、生理盐水、抢救盒内的肾上腺素及一次性注射器	·核对注射单上患者的床号、姓名、药名、剂量、浓度、用法；检查青霉素批号、有效期、瓶身无裂痕、瓶口无松动、药粉无杂质及变色，生理盐水和肾上腺素无浑浊、沉淀、絮状物等 ·注射器在有效期内、包装完好无漏气	
配制前准备：开启青霉素安瓿的中心部分，消毒；生理盐水注射液安瓿锯痕，消毒后折断	·折断安瓿时注意职业防护，防止锐器损伤	

操作流程	要点说明	沟通要点
配制青霉素皮试液： （1）将 4mL 生理盐水注入青霉素瓶内摇匀，使每毫升含青霉素 20 万 U （2）用 1mL 注射器抽取上液 0.1mL，加生理盐水至 1mL，摇匀，使每毫升含青霉素 2 万 U （3）留取上液 0.1mL，加生理盐水至 1mL，摇匀，使每毫升含青霉素 2000U （4）加生理盐水至 1mL，摇匀，使每毫升含青霉素 200～500U	·注射器抽取 4mL 生理盐水，注射器针头朝上排气 ·生理盐水注入青霉素瓶内（图 1－8－1） ·用 1mL 注射器抽取上液 0.1mL（图 1－8－2），加生理盐水至 1mL（图1－8－3） ·做到充分摇匀，无菌操作，剂量、浓度准确 ·留取上液 0.1～0.25mL（图 1－8－4）	
再次核对注射单	核对注射单上患者的床号、姓名、药名、剂量、浓度、用法	
将配好的青霉素皮试液套上生理盐水安瓿，置无菌盘内，药瓶放于一边盖好备用，将备好的无菌盘、抢救盒、75% 乙醇、无菌棉签、注射单、红蓝笔放于治疗车上		

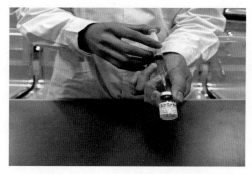

图 1－8－1 生理盐水注入密封瓶

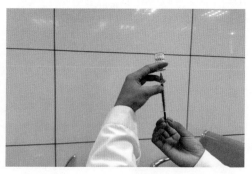

图 1－8－2 从密封瓶抽吸 0.1mL 药液

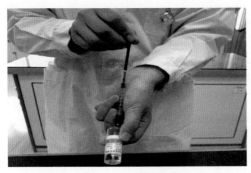

图 1 - 8 - 3　加生理盐水至 1mL

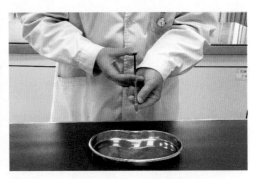

图 1 - 8 - 4　推出药液

【注意环节】

1. 配制过程中，每一步都要保证抽取和留下的药液剂量准确。

2. 抽吸药液时，保持针尖斜面在液面水平以下，以防抽入空气。

3. 若出现抽取或留下的剂量有误差，需重新配制。

【思考与练习】

如何做到青霉素皮试液的配制无误差？

项目九　心肺复苏术

【学习目标】

1. 能快速准确判断患者心搏骤停的表现。
2. 能规范进行现场心肺复苏。
3. 具备争分夺秒的急救意识，体现救死扶伤的精神。

【导入案例】

护士在巡视病房时，发现 2 床张×女士无意识，经判断，患者无呼吸、颈动脉搏动消失，护士立即为其行心肺复苏术。

【评分标准】

程序	规范项目	分值	评分标准	扣分	得分
操作前准备（7分）	1. 仪表端庄，着装整洁	2	一处不符合要求扣 1 分		
	2. 准备： （1）心肺复苏模拟人、硬板床、枕头（必要时备脚踏垫） （2）治疗车 ①治疗车上层：治疗盘、人工呼吸膜、纱布、血压计、听诊器、手电筒、弯盘 2 个、抢救记录卡（单）、速干手消毒液、笔 ②治疗车下层：医疗垃圾桶、生活垃圾桶	5	少一件或一件不符合要求扣 1 分		
操作流程（78分）	1. 评估环境：确保现场对施救者和患者均安全，并报告	4	未评估环境扣 2 分，未报告扣 2 分		
	2. 判断与呼救 （1）检查患者有无反应 （2）检查是否无呼吸（终末叹气应看作无呼吸），并同时检查脉搏（以上两项须在 5 ~ 10 秒钟完成） （3）确认患者意识丧失，立即呼叫，启动应急反应系统	10	未判断患者意识、呼吸、大动脉搏动各扣 3 分，未在时间内完成判断、未报告各扣 2 分，未呼救扣 3 分，一处不符合要求扣 1 分		

程序	规范项目	分值	评分标准	扣分	得分
操作流程(78分)	3. 安置体位：确保患者仰卧在坚固的平坦表面上，去枕，头、颈、躯干在同一轴线上，双手放于身体两侧，身体无扭曲(口述)	5	未去枕仰卧、身体扭曲各扣3分，一处不符合要求扣1分		
	4. 心脏按压 (1)在患者一侧，解开衣领、腰带，暴露患者胸腹部 (2)按压部位：患者胸部中央，胸骨下半部 (3)按压方法：手掌根部重叠，手指翘起，两臂伸直，使双肩位于双手的正上方。垂直向下用力快速按压，按压深度5～6cm，按压速率：100～120次/分，每次按压后使胸廓充分回弹(按压时间：放松时间为1:1)，尽量不要中断按压，中断时间控制在10秒内	20	未解衣领、未松裤带、未暴露胸腹部各扣3分，按压部位错误、方法错误及按压幅度、按压频率不符合要求各扣4分，一处不符合要求扣1分		
	5. 开放气道 (1)如明确有呼吸道分泌物，应当清理患者呼吸道，取下活动义齿 (2)仰头提颏法(怀疑患者头部或颈部损伤时使用推举下颌法)，充分开放气道	6	未检查口腔及清理异物扣2分，未开放气道或开放气道方法不正确扣2分		
	6. 人工呼吸 (1)立即给予人工呼吸2次，送气时捏住患者鼻子，呼气时松开，送气时间为1秒，见明显的胸廓隆起即可 (2)施以人工呼吸时应产生明显的胸廓隆起，避免过度通气，吹气同时观察胸廓情况 (3)按压与人工呼吸之比30:2，连续5个循环	15	吹气漏气、吹气时间不符合要求、未观察胸廓情况各扣4分，一处不符合要求扣3分		
	7. 判断复苏效果：操作5个循环后，判断并报告复苏效果 (1)颈动脉恢复搏动 (2)自主呼吸恢复 (3)散大的瞳孔缩小，对光反射存在 (4)收缩压大于60mmHg(体现测血压动作) (5)面色、口唇、甲床和皮肤色泽转红 (6)昏迷变浅，出现反射、挣扎或躁动	10	检查动作不规范一处扣2分，未报告扣3分，口述不全一处扣1分		

续表

程序	规范项目	分值	评分标准	扣分	得分
操作流程（78分）	8. 整理患者：穿好衣服，摆放体位（头偏向一侧）	4	未穿好衣服、未摆体位各扣2分		
	9. 洗手，记录患者病情变化和抢救情况	4	未洗手、未记录各扣2分		
操作后评价（15分）	1. 分类处理使用后的物品	2	一处不符合要求扣1分		
	2. 护患沟通：沟通有效，充分体现人文关怀	3	一处不符合要求扣1分		
	3. 关键环节 （1）按时完成 （2）抢救及时，程序正确，操作规范，动作迅速 （3）注意保护患者安全，做好职业防护	5	一处不符合要求酌情扣1~2分		
	4. 正确完成5个循环复苏，人工呼吸与心脏按压指标显示有效（以打印单为准）	5	一处不符合要求酌情扣1~2分		
操作总时间：5分钟，时间到即停止操作，未完成的操作步骤不得分					

【操作流程、要点说明及沟通要点】

操作流程	要点说明	沟通要点
评估环境	环视四周	环境安全
判断与呼救：检查患者有无反应，检查是否无呼吸，确认患者意识丧失，立即呼叫，启动应急反应系统	·轻拍患者双肩并大声呼叫患者 ·以食指和中指触摸气管旁开2cm处颈动脉（图1-9-1），同时判断呼吸，在5~10秒钟完成 ·紧急呼救 ·看呼救时间	"张女士，我来看您了。张女士，您怎么了？能听到我说话吗？"（患者无意识） （1001，1002……1006，患者无颈动脉搏动，无自主呼吸） "快来人，2床张××需要抢救，请立即启动应急反应系统，推抢救车，拿除颤仪！" 抢救时间××点××分
安置体位	·将患者置于坚固的平坦表面上，去枕，头、颈、躯干在同一轴线上，双手放于两侧，身体无扭曲	

操作流程	要点说明	沟通要点
心脏按压	·在患者一侧，解开衣领、腰带，暴露患者胸腹部 ·按压部位：患者胸部中央，胸骨下半部（图1-9-2） ·按压方法：手掌根部重叠，手指翘起，两臂伸直，使双肩位于双手的正上方（图1-9-3）。垂直向下用力快速按压（图1-9-4）；按压深度：5~6cm；按压速率：100~120次/分，每次按压后使胸廓充分回弹（按压时间:放松时间为1:1），尽量不要中断按压，中断时间控制在10秒内	按压部位：胸骨下半部；按压深度：胸骨下陷5~6cm；按压速率：100~120次/分
开放气道	·如明确有呼吸道分泌物，应当清理患者呼吸道，取下活动义齿 ·仰头提颏法（图1-9-5，怀疑患者头部或颈部损伤时使用推举下颌法），充分开放气道	清除口、鼻腔分泌物，取出活动义齿。颈部无损伤，采用仰头提颏法；颈部有损伤，采用推举下颌法
人工呼吸	·立即给予人工呼吸2次（图1-9-6），送气时捏住患者鼻子，呼气时松开，送气时间为1秒，见明显的胸廓隆起即可 ·施以人工呼吸时应产生明显的胸廓隆起，避免过度通气，吹气同时观察胸廓情况 ·按压与人工呼吸之比30:2，连续5个循环	
判断复苏效果：操作5个循环后，判断并报告复苏效果	·以食指和中指触摸气管旁开2cm处颈动脉，观察自主呼吸 ·用手电筒检查瞳孔是否缩小，对光反射是否存在 ·测量血压，收缩压大于60mmHg（体现测血压动作） ·观察面色、口唇、甲床和皮肤色泽 ·观察患者反应 ·看抢救成功时间	颈动脉恢复搏动，自主呼吸恢复，散大的瞳孔缩小，对光反射存在。收缩压大于60mmHg，面色、口唇、甲床和皮肤色泽转红。昏迷变浅，出现反射、挣扎或躁动。复苏成功，进一步生命支持。 时间××点××分

续表

操作流程	要点说明	沟通要点
整理	·为患者整理衣服，摆体位，安慰患者，给予心理支持 ·使用后的物品分类放置	"张女士，您醒了？给您垫个枕头，把头偏向我这边。"
洗手、记录	·洗手 ·记录患者病情变化和抢救情况	"张女士，请您不用紧张，我们医护人员都会陪在您的身边。"

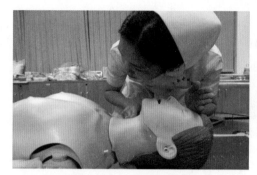

图 1-9-1　触摸颈动脉

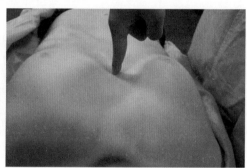

图 1-9-2　定位

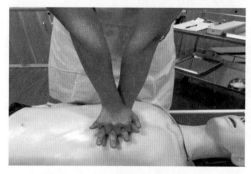

图 1-9-3　胸外心脏按压（一）

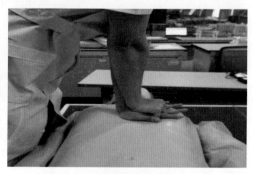

图 1-9-4　胸外心脏按压（二）

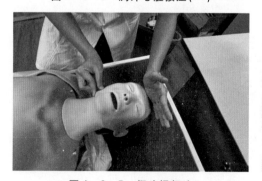

图 1-9-5　仰头提颏法

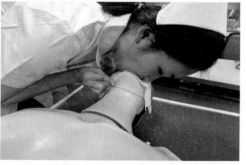

图 1-9-6　人工呼吸

【注意环节】

1. 轻拍患者肩部判断意识时，不可用力过重，以免发生进一步损伤，如怀疑患者有颈部损伤时，切勿轻易搬动患者。

2. 判断患者颈动脉搏动及呼吸时，应迅速、准确，在 5~10 秒内完成。

3. 将患者置于坚固的平坦表面上，去枕仰卧，头、颈、躯干在同一轴线上，双手放于身体两侧。

4. 按压部位：患者胸部中央，胸骨下半部；按压方法：手掌根部重叠，手指翘起，两臂伸直，使双肩位于双手的正上方，垂直向下用力快速按压；按压深度：5~6cm；按压速率：100~120 次/分，每次按压后使胸廓充分回弹（按压时间：放松时间为1:1）。

5. 人工呼吸前应清除口咽分泌物、异物，并充分开放气道。

6. 施以人工呼吸时应产生明显的胸廓隆起，避免过度通气，吹气同时观察胸廓情况，按压与人工呼吸之比为 30:2，连续 5 个循环。

7. 人文关怀：操作迅速、准确，患者无损伤，关怀体贴患者。

【思考与练习】

1. 如何判断患者心跳、呼吸停止？
2. 判断心肺复苏成功的标志有哪些？

项目十 右踝关节扭伤包扎术

【学习目标】

1. 能正确评估患者扭伤的部位，并能正确解释包扎的目的。
2. 能规范使用绷带为踝关节扭伤患者进行 8 字型包扎操作。
3. 在操作过程中，体现爱伤观念，增强护理工作责任感。

【导入案例】

陈×，女，43 岁。患者自述两小时前因运动时不慎致右踝扭伤，右踝疼痛、肿胀 2 小时。现由家人送入急诊科，入院后为防止发生进一步损伤，护士将给予患者行右踝关节 8 字型包扎固定。

【评分标准】

程序	规范项目	分值	评分标准	扣分	得分
操作前准备（8 分）	1. 仪表端庄，着装整洁	2	一处不符合要求扣 1 分		
	2. 用物准备： （1）治疗车上层： ①治疗盘（小号）：弹力绷带（自带绷带扣）、医用胶带 ②记录单、速干手消毒剂 （2）治疗车下层：医疗垃圾桶、生活垃圾桶 （3）支腿架	6	少一件或一件不符合要求扣 1 分		
操作流程（77 分）	1. 携用物至患者身旁	2	一项不符合要求扣 1 分		
	2. 评估患者 （1）判断意识，确认患者意识清楚，能够配合护士工作 （2）评估患者伤情：有无肿胀、触痛、踝关节不稳定、畸形等，报告结果 （3）评估周围环境是否安全 （4）向患者解释并取得合作	10	不评估扣 5 分，评估不全一处扣 3 分，未向患者解释扣 2 分		

续表

程序	规范项目	分值	评分标准	扣分	得分
操作流程（77分）	3. 安置体位：协助患者取坐位、患肢抬高	10	体位不合理、未抬高患肢各扣5分		
	4. 告知患者操作中可能出现的不适和配合方法	3	未告知扣3分，一处不符合要求扣1分		
	5. 洗手	2	未洗手扣2分		
	6. 绷带8字型包扎 （1）绷带自患肢足背至足弓缠绕2圈 （2）保持功能位，经足背—足踝骨内侧、外侧—足背—足弓行8字型缠绕，如此再重复缠绕2次，每一圈覆盖前一圈的1/2～2/3 （3）于足踝骨上方、足腕部做环绕2圈（注意不要压住足踝骨） （4）固定好绷带 （5）检查确保包扎牢固且松紧适宜	33	包扎顺序、方法错误各扣6分；行8字型缠绕时未覆盖前一圈1/2～2/3、未保持功能位、未露出趾端各扣5分；未固定好绷带，包扎过紧、过松，未检查包扎松紧度各扣3分；一处不符合扣1分		
	7. 安置整理：撤除用物，安置患者，交代注意事项，致谢	10	未撤除用物、安置患者不妥当各扣3分，未交代注意事项扣10分，交代注意事项不全每项扣1分		
	8. 洗手	2	未洗手扣2分		
	9. 记录伤肢情况及包扎日期、时间	5	未记录扣3分，记录不全扣1分		
操作后评价（15分）	1. 按消毒技术规范分类整理使用后物品	2	一处不符合要求扣1分		
	2. 关键环节 （1）按时完成 （2）患者肢体放置合理 （3）注意遵循节力原则 （4）注意保护患者安全	8	一处不符合要求酌情扣1～2分		
	3. 护患沟通：沟通有效、充分体现人文关怀	5	未体现人文关怀酌情扣2～3分		
操作总时间：5分钟，时间到即停止操作，未完成的操作步骤不得分					

【操作流程、要点说明及沟通要点】

操作流程	要点说明	沟通要点
判断确认患者意识、能否配合护士工作		"女士您好，能告诉我发生什么情况了吗？""刚才运动的时候不小心把脚扭伤了。""脚扭伤了是吗？身上还有其他不舒服吗？""没有。""好的，我先扶您坐好，再给您检查一下。您能配合我吗？""可以。"
评估周围环境是否安全	·环视四周	"环境安全。"
安置体位	·使用支脚架将患侧肢体抬高	"女士，我协助您把脚放在支脚架上。""好的。""这样感觉舒服吗？""舒服。"
评估患者伤情，向患者解释并取得合作	·判断患者受伤部位，检查有无肿胀、触痛、踝关节不稳定、畸形，有无神经、血管损伤。 ·检查过程动作轻柔，随时观察患者反应 ·消除疑惑和不安全感，缓解紧张情绪	"这疼吗？""不疼。""这呢？""疼得厉害。""脚踝比较疼对吧？""是的。""脚趾可以活动一下吗？""可以。""女士，您这是扭伤了，我将给您包扎固定，您能配合我吗？""可以。"
报告结果		报告老师，经评估，患者神清，能配合操作。患者因踝关节扭伤，有肿胀、触痛、踝关节稳定，没有畸形，现给予8字型右踝包扎固定。
洗手		
绷带8字型包扎	·绷带自患肢足背至足弓缠绕2圈（图1-10-1） ·保持功能位（图1-10-2） ·经足背—足踝骨内侧、外侧—足背—足弓行8字型缠绕，如此再重复缠绕2次，每一圈覆盖前一圈的1/2~2/3（图1-10-3） ·于足踝骨上方、足腕部做环绕2圈（注意不要压住足踝骨） ·固定好绷带 ·检查确保包扎牢固且松紧适宜，以能放入一个手指为宜（图1-10-4）	"女士，我现在用弹力绷带给您包扎，目的是为您固定关节，限制您的活动，以免造成进一步的损伤，我动作会轻一点的，请您放心。""好的。""您的脚掌可以往上抬一点吗？""可以。""好的，请您再忍耐一下，保持这个姿势不要动，马上就好了。"

续表

操作流程	要点说明	沟通要点
安置整理	·撤除用物，安置患者 ·交代注意事项	"女士，我已经帮您固定好了，脚能动一下吗？末梢循环是好的，松紧度合适吗？""合适。""您的脚这样放着舒服吗？""可以，比刚才好多了。""请您要减少走动，注意休息。您回家以后先冷敷或冰敷，48小时候后才可以热敷。休息的时候把脚抬高一点，像刚才那个位置就可以了，或者您也可以在脚下垫一个枕头，这样可以促进血液循环，减轻肿胀和疼痛，我这样说您能明白吗？""嗯，明白。""好的，感谢您的配合。"
洗手		
记录	·记录伤肢情况及包扎日期和时间	"女士，能告诉我您的姓名吗？今年多大了？""我叫陈×，今年43岁。""好的，请您稍等，我去推个轮椅过来协助您去做进一步的检查。""好的。"

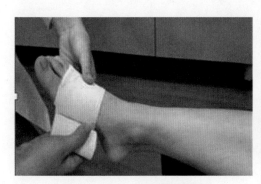

图1-10-1　纱布缠绕两圈

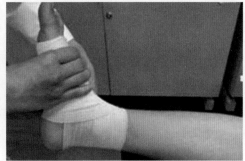

图1-10-2　保持功能位

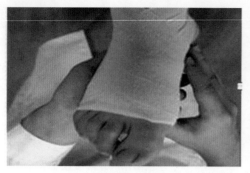
图 1-10-3 覆盖前一圈的 1/2~2/3

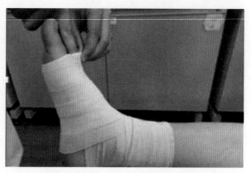
图 1-10-4 检查绷带松紧度

【注意环节】

1. 缠绕绷带方法。

(1)应用左手拿绷带的头端并将其展平,右手握住绷带卷。

(2)由肢体远端向近端缠绕包扎,并应将趾端外露,用力均匀。

(3)为防止绷带在肢体活动时松动滑落,在开始包扎时应先环绕两圈,并将绷带头折回一角,在缠绕第二圈时将其压住;经足背—足踝骨内侧、外侧—足背—足弓行 8 字型缠绕,如此再重复缠绕 2 次,每一圈覆盖前一圈的 1/2~2/3;包扎完毕后应再在同一平面环绕 2~3 圈,再将绷带末端剪开或撕开分成两股打结固定,或用医用胶布固定。

2. 绷带固定时将结打在肢体外侧面,不可在损伤部位或容易受压的部位打结。

3. 包扎的肢体必须保持功能位。

4. 在操作过程中,应注意对患者的人文关怀。

【思考与练习】

1. 如何判断患者的损伤程度?

2. 如何判断包扎后患者的血运情况?

3. 患者踝部包扎后的注意事项是什么?

项目十一 氧气吸入法

【学习目标】

1. 能正确说出给氧法的目的、注意事项。
2. 正确进行鼻导管给氧法操作。
3. 注重人文关怀,注意用氧安全。
4. 能说出氧气筒供氧装置/中心供氧装置的性能并进行正确安装。
5. 能对缺氧程度进行判断。
6. 能说出氧疗的副作用。

【导入案例】

1床,莫××,男,68岁。主诉:反复气促25年、胸闷2年,再发2天。检查:T36.1℃,P85次/分,R28次/分,BP136/78mmHg,SaO_2 80%。神志清楚,双肺呼吸音减弱,可闻及少许干、湿啰音,口唇、甲床稍发绀。诊断:慢性阻塞性肺气肿。医嘱:低流量给氧2L/min。

【评分标准】

程序	规范项目	分值	评分标准	扣分	得分
操作前准备(20分)	1. 仪表端庄,着装整洁	2	一处不符合要求扣1分		
	2. 核对医嘱、治疗单(卡)	5	未核对扣5分,一处不符合要求扣1分		
	3. 床旁核对,解释,评估: (1)询问、了解患者的身体状况 (2)评估患者鼻腔情况 (3)评估氧气装置是否完好 (4)解释操作目的,取得患者配合	6	未评估扣4分,评估不全一项扣2分,未解释扣2分		
	4. 洗手,戴口罩	2	一处不符合要求扣1分		
	5. 用物准备:手消毒液,内铺清洁治疗巾的治疗盘,供氧装置1套[流量表、湿化瓶(内盛1/2~2/3冷开水或蒸馏水)],冷开水,一次性吸氧管2条,供氧系统氧气吸入器一套,治疗碗(装纱布、通气管、镊子)、棉签、用氧记录单、笔、手表、盛污物容器	5	少一件或一件不符合要求扣1分		

程序	规范项目	分值	评分标准	扣分	得分
操作流程（65分）	1. 携用物至床旁，核对床号、姓名	5	不核对扣5分		
	2. 装表： （1）筒式：打开氧气筒上总开关清洁气门，立即关好。接上氧气表并旋紧，检查流量开关是否关闭。开总开关检查装表后有无漏气。通气管、湿化瓶分别与氧气表连接（也可将整套装置先接好再接上氧气筒） （2）中心供氧：清洁中心供氧装置接口，确保流量表的开关关闭后将流量表插头插入中心供氧装置接口，对齐各固定口，用力插入，连接通气管、湿化瓶（也可将整套装置先接好再接上中心供氧装置）。检查有无漏气	9	一处不符合要求扣1分		
	3. 协助患者取舒适体位，用湿棉签清洁鼻孔（双鼻塞导管用2根棉签）	6	体位不舒适扣3分，不清洁扣3分		
	4. 检查一次性吸氧管密封效果及有效日期，与流量表连接	2	不检查扣2分，一处不符合要求扣1分		
	5. 打开流量表开关，调节氧流量，确定氧气流出通畅	6	不检查氧气流出是否通畅扣2分，调节流量不准确扣2分，先插管后调流量扣6分		
	6. 再次核对患者床号、姓名，将一次性吸氧管轻轻置入鼻孔，妥善固定	3	不固定扣3分，固定不牢扣1分		
	7. 指导患者进行有效呼吸，交代注意事项，密切观察缺氧改善情况	7	未指导扣2分，未告知注意事项扣5分，告知不全酌情扣1~5分		
	8. 放置信号灯于患者可及处，协助患者取舒适体位，整理床单位，致谢	4	体位不舒适扣2分，一处不符合要求扣1分		
	9. 洗手	1	未洗手扣1分		
	10. 签名，记录用氧时间	3	未签名扣1分，未记录扣2分，一处记录不符合要求扣1分		

程序	规范项目	分值	评分标准	扣分	得分
操作流程（65分）	11. 停吸氧时，核对床号、姓名，向患者解释，观察吸氧效果，取下鼻塞，擦净鼻部，关流量开关，分离吸氧管	7	不核对扣3分，不解释扣2分，不观察缺氧改善情况扣2分，先关流量开关后拔管扣5分，不擦净鼻腔分泌物扣2分		
	12. 操作后核对，询问患者的感受	2	一处不符合要求扣2分		
	13. 协助患者取舒适体位，整理床单位，致谢	3	体位不舒适扣2分，未整理床单位扣1分		
	14. 卸表： （1）筒式：关闭总开关，开流量开关放出余氧后再关闭流量开关，取下湿化瓶、通气管，卸氧表 （2）中心供氧：将氧气表连同湿化瓶从中心供氧装置上取下	3	一处不符合要求扣1分		
	15. 整理使用后物品	2	一处不符合要求扣1分		
	16. 洗手，记录停氧时间	2	一处不符合要求扣1分		
操作后评价（15分）	1. 按消毒技术规范要求分类处理使用后物品	3	一处不符合要求扣1分		
	2. 正确指导患者 （1）告知患者不要自行摘除鼻塞或调节氧气流量 （2）告知患者如感到鼻咽部干燥不适或胸闷憋气时，应当及时通知医护人员 （3）告知患者有关用氧的安全知识	5	未指导扣5分，指导不全一处扣1分		
	3. 言语通俗易懂，态度和蔼，沟通有效	2	态度、语言不符合要求各扣1分，沟通无效扣2分		
	4. 全过程动作熟练、规范，符合操作原则	5	一处不符合要求酌情扣1~2分		
操作总时间：10分钟，到时间即停止操作，未完成的操作步骤不得分					

注：只开流量开关，不开总开关便插管，未输入氧气扣50分。

【操作流程、要点说明及沟通要点】

操作流程	要点说明	沟通要点
双人核对医嘱、治疗单		
核对床头卡，解释操作目的，评估患者情况（带手电筒）	·确认患者，消除疑惑和不安全感，缓解紧张情绪 ·观察鼻腔情况，检查鼻腔有无分泌物堵塞及异常	"您好，我是您的责任护士×××，能告诉我您的床号和姓名吗？""1床，莫××。""莫大爷您好，您现在感觉怎样？""我现在感觉呼吸有点困难。""根据您的情况，需要吸氧，这样可以让您呼吸更顺畅，对改善病情有好处。以前您吸过氧吗？""吸过。""以前有鼻部疾病吗？""没有。""让我检查一下您的鼻腔。"（用手电筒）"您的鼻腔黏膜是完好的，无肿胀、炎症、息肉、鼻中隔无弯曲。""请您呼一下气。"（检查通气情况）"通气良好，请您稍等，我去准备用物。"
评估氧气装置/中心供氧系统	·确定氧气筒里氧气是否充足 ·确定中心供氧系统性能良好，符合要求	
洗手，戴口罩		
用物准备，装表	·筒式装表：打开氧气筒上总开关清洁气门，立即关闭。接上氧气表并旋紧（图1-11-1），检查流量开关是否关闭，开总开关，检查有无漏气。通气管、湿化瓶分别与氧气表连接（图1-11-2） ·开流量开关检查氧气流出是否通畅（图1-11-3）	
	·中心供氧装表：先取下中心供氧装置接口的活塞，用湿棉签擦拭气源接口灰尘（图1-11-4） ·确保流量表的开关关闭 ·装表：将流量表插头插入中心供氧装置接口，对齐各固定口，用力插入，当听到"咔嚓"声响说明接头已锁	

续表

操作流程	要点说明	沟通要点
用物准备, 装表	住(图 1 - 11 - 5) ·连接通气管、湿化瓶(也可将整套装置先接好, 再接上中心供氧装置) ·检查有无漏气(手感觉、听声音)	
核对, 解释	·确认患者, 取得合作	"请问您的床号、姓名?"(看腕带)"莫大爷, 现在准备给您吸氧, 请您放松配合。"
协助患者取舒适体位, 清洁鼻腔	·湿棉签清洁鼻腔(图 1 - 11 - 6)	"您这样躺着舒服吗? 吸氧前先帮您清洁鼻腔。"
连接导管, 调节氧流量, 确定氧气流出通畅	·氧流量: 根据医嘱和患者病情调节 ·把氧气管前端放入装有冷开水的治疗碗中, 检查氧气管是否通畅, 并起到润滑的作用	
再次核对, 插鼻导管并妥善固定	·插管动作轻柔, 以免引起黏膜损伤(图 1 - 11 - 7) ·将导管环绕患者耳部向下放置并调节松紧度(图 1 - 11 - 8) ·松紧适宜, 防止因导管太紧引起皮肤受损	"莫大爷, 请再次告诉我您的床号、姓名。""松紧度合适吗?"
询问患者感受, 做好宣教, 整理床单位、患者体位, 致谢	·告诉患者勿随意调节流量, 强调安全用氧 ·体现关爱患者	"莫大爷, 现在氧气给您吸上了, 有没有觉得呼吸顺畅一些? 氧气流量的大小已经帮您调节好, 请您和家属不要随意调节, 不要自行把氧管拔出。用鼻子吸气, 避免张口呼吸, 如有不适可以按呼叫器, 我们也会随时过来观察的。因为氧气是易燃易爆炸物, 所以请您和家属都要注意安全, 不要在病房内抽烟或使用明火, 要做到防火、防热、防油, 不能摇晃氧气瓶, 也不要用有油的手触摸, 以免发生危险。"
洗手, 签名, 记录	·记录用氧时间、氧流量、患者的反应	

操作流程	要点说明	沟通要点
【情境导入】 2 天后，患者胸闷、气促明显缓解，口唇、脸色红润。检查：T36.2℃，P80 次/分，R20 次/分，BP128/80mmHg，$SaO_2$96%。医嘱：停止吸氧		
查对、解释		"您好，我是您的责任护士×××，请问您是？"（看腕带）"莫大爷，您现在感觉怎样？脸色看上去红润多了，呼吸也顺畅，根据医嘱准备给您拔除氧管。"
取下鼻导管，关闭流量表	·防止操作不当、关错开关、气流过大而引起组织损伤 ·擦净鼻部	
询问患者的感受，交代患者注意事项	·体现关爱患者	"莫大爷，现在氧气管已拔出，您感觉怎样？请您平时多活动，借助腹部的力量进行呼吸，呼气时间慢些，这样可以改善您的呼吸。现在您还有其他需要吗？""没有。""您好好休息，谢谢您的配合。"
协助患者取舒适体位，整理床单位，致谢		
卸表	·筒式：关总开关，开流量开关放出余氧后再关闭流量开关，取下湿化瓶、通气管，卸氧表 ·中心供氧：左手按压使氧气接头解锁，右手拉出氧气装置（图 1 - 11 - 9），盖好中心供氧装置接口的活塞	
整理使用后物品	·一次性用物消毒后集中处理 ·氧气筒上悬挂空或满标志	
洗手，脱口罩、记录	·记录停氧时间及效果	

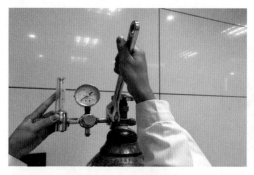

图 1-11-1 装氧气表

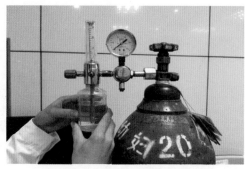

图 1-11-2 装湿化瓶

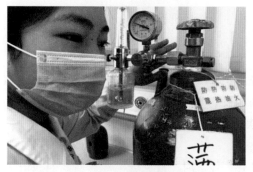

图 1-11-3 检查密闭性及通畅性

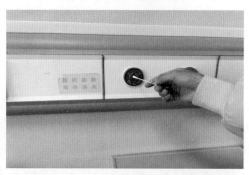

图 1-11-4 清洁中心供氧装置接口

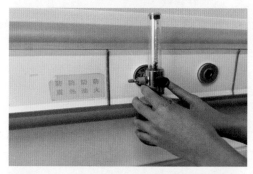

图 1-11-5 在中心供氧装置系统上装表

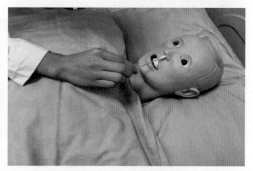

图 1-11-6 清洁鼻腔

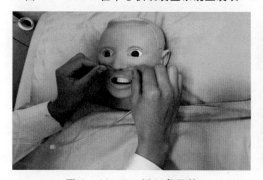

图 1-11-7 插入鼻导管

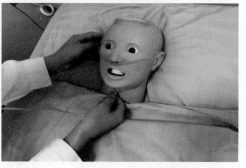

图 1-11-8 固定鼻导管

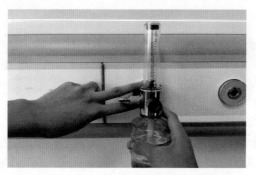

图 1-11-9 从中心供氧系统上卸表

【注意环节】

1. 用氧时，检查氧气装置有无漏气，是否通畅。

2. 严格遵守操作规程，注意安全用氧，做到四防，即防震、防火、防热、防油。氧气瓶搬运时要避免撞击。氧气筒应放在阴凉处，周围严禁烟火及易燃品，至少距明火 5m，距暖气 1m，以防引起燃烧。氧气表及螺旋口上勿上油，也不能用带油的手卸表。

3. 供氧时应先调节氧流量，再连接鼻导管；停氧时，应先分离鼻导管，再关开关。中途改变流量，应分离鼻导管与湿化瓶连接处，调节好再接上。

4. 常用的湿化液有冷开水、蒸馏水。急性肺水肿用 20%~30% 乙醇湿化。

5. 氧气筒内气体不可用尽，压力表至少要保留 0.5MPa（5kg/cm²），以免灰尘进入筒内，再充气时引起爆炸。

6. 氧气筒上应有"空""满"及"四防"标志。

7. 用氧过程中应加强监测。

8. 中心供氧时将流量表插头插入墙上氧气出口，务必要对齐各固定口，用力插入，当听到"咔嚓"声响说明接头已锁住。取下氧气装置时，左手按压使氧气接头解锁后右手拉出氧气装置，不能在氧气接头未解锁时硬拉出氧气表。

【思考与练习】

1. 为什么用氧前要先调节氧流量后插管？

2. 为什么停止用氧时要拔管后关氧气开关？

3. 如何保证用氧安全？

4. 给氧的方法有哪些？

项目十二　吸痰法

【学习目标】

1. 正确说出吸痰法的目的、注意事项。
2. 正确清理患者呼吸道分泌物。
3. 熟练进行吸痰法的操作。
4. 正确进行中心负压吸引器和电动吸引器的使用。
5. 在训练的整个过程中，体现爱伤观念，提高护理专业服务质量。

【导入案例】

8床，李×，男，71岁。慢性咳嗽、咳痰18余年，近5年来活动后气急，1周前感冒后痰多，咳嗽无力，痰液不易咳出。检查：T36.8℃，P95次/分，R24次/分，BP140/88mmHg，神志清楚，听诊双肺可闻及痰鸣音；血常规示：WBC12.5×10^9/L，N76.2%。诊断：COPD、肺部感染。医嘱：吸痰，prn。

【评分标准】

程序	规范项目	分值	评分标准	扣分	得分
操作前准备（20分）	1. 仪表端庄，着装整洁	2	一处不符合要求扣1分		
	2. 核对医嘱、治疗单（卡），紧急情况先抢救	5	未核对医嘱扣5分		
	3. 评估： (1)患者意识状态、呼吸及缺氧情况 (2)呼吸道分泌物的量、黏稠度、部位，口、鼻腔黏膜情况 (3)口腔有无活动性义齿 (4)解释操作目的，取得患者合作	6	未评估扣4分，评估不全一处扣2分，未解释扣2分，未带听诊器听诊、听诊部位不正确各扣2分		
	4. 洗手，戴口罩	2	一处不符合要求扣1分		
	5. 准备用物：电动吸引装置或中心吸引装置，适当型号的一次性吸痰管数条，手套，听诊器，电筒；无菌治疗盘（内有无菌治疗碗2个、纱布2块）、无菌生理盐水，必要时备压舌板、舌钳、开口器	5	少一件或一件不符合要求扣1分		

程序	规范项目	分值	评分标准	扣分	得分
操作流程(65分)	1. 携用物至床旁，核对床号、姓名	4	不核对扣4分，核对不全一处扣2分		
	2. 向患者告知操作配合要点，协助患者取适宜体位	4	未告知或体位不舒适各扣2分，一处不符合要求扣1分		
	3. 患者头转向操作者，如有活动义齿应取下，昏迷患者可使用压舌板或开口器帮助张口	2	一处不符合要求扣1分		
	4. 将连接管与负压瓶相连，接通电源，打开开关，检查吸引器性能(或安装中心负压装置、连接、检查)，调节负压(成人负压为0.04～0.053MPa，小儿吸痰负压<0.04MPa)，洗手	10	管道连接错误扣5分，负压调节不正确扣5分		
	5. 打开治疗盘，向治疗盘的2个无菌治疗碗中倒入无菌生理盐水，戴无菌手套，持吸痰管试吸生理盐水(左边无菌治疗碗)，润滑冲洗吸痰管检查，管道是否通畅，再次核对床号、姓名	6	一处不符合扣2分		
	6. 阻断负压，将吸痰管插入气管，插管过程中不可有负压 (1)经口吸痰：神清者嘱其张口配合，昏迷者用压舌板或开口器助其张口，将吸痰管插入口腔(>10～15cm) (2)经鼻吸痰：如有吸氧管，先取下吸氧管，将吸痰管插入患者鼻腔→咽喉部→气管(>20～25cm) (3)经人工气道吸痰：将吸痰管插入至气管隆处，气管插管应插入>30～35cm，气管套管插入>10～15cm。放松吸痰管末端，左右旋转，自深部向上吸净痰液	15	不反折吸痰管末端、吸痰手法不对、动作粗暴、深度不够各扣5分		
	7. 每次抽吸时间不超过15秒，如痰未吸尽，休息2～3分钟后再吸，每吸痰一次应更换吸痰管	6	一处不符合要求扣5分		

程序	规范项目	分值	评分标准	扣分	得分
操作流程（65分）	8. 拔出吸痰管后吸入生理盐水（右边无菌治疗碗）冲洗吸痰管，注意观察吸出痰液的性质、量、颜色，将吸痰管与连接管断开，将吸痰管连同手套弃于污染垃圾桶内，关闭吸引器，将连接管放置妥当	6	不冲管扣2分，不观察扣4分，一处不符合要求扣1分		
	9. 清洁患者口鼻，用听诊器听诊肺部，观察患者呼吸及缺氧改善情况	4	一处不符合要求扣2分		
	10. 患者取舒适体位，调节氧气流量至正常水平。正确指导患者，整理用物、床单位，致谢	5	一项不符合要求扣1分		
	11. 洗手	1	未洗手扣1分		
	12. 记录	2	未记录扣1分，记录不符合要求一处扣1分		
操作后评价（15分）	1. 按消毒技术规范要求分类整理使用后物品	3	一处不符合要求扣1分		
	2. 正确指导患者 (1) 如果患者清醒，安抚患者不要紧张，指导其自主咳嗽 (2) 告知患者适当饮水，以利痰液排出	5	未指导扣5分，指导不全一处扣2分		
	3. 语言通俗易懂，态度和蔼，沟通有效	2	态度、语言不符合要求各扣1分，沟通无效扣2分		
	4. 全过程动作熟练、规范，符合操作原则	5	一处不符合要求酌情扣1~2分		
操作总时间：10分钟，时间到即停止操作，未完成的操作步骤不得分					

【操作流程、要点说明及沟通要点】

操作流程	要点说明	沟通要点
双人核对医嘱、治疗单	·紧急情况先抢救	

操作流程	要点说明	沟通要点
核对床头卡，评估患者的情况（带手电筒），解释操作目的	·沟通到位，建立良好的护患关系，保证顺利实施	"您好，我是护士×××，能告诉我您的床号和姓名吗?""8 床，李×。""您好，李爷爷，由于您肺部感染，呼吸偏快，让我听诊下，好吗?""嗯，好的。"（拉围帘遮挡患者、松开衣扣）（依次听诊胸骨上窝，左、右锁骨中线第二、四、六肋间）"请您吸气，呼气，很好，继续……李爷爷，您的双肺痰鸣音明显，我准备用吸痰器把痰液吸出来，通过吸痰可以减轻您的憋气情况，在吸痰过程中，会有些不适，请您别紧张，吸痰时间不长，配合一下好吗? 吸痰前，我还需要检查一下您口鼻腔黏膜的情况。"（用电筒照）"没有异常。""有义齿吗?""没有。""好的，请您稍等，我去准备用物，马上为您吸痰。"
洗手，戴口罩	·洗手方法正确	
用物准备	·无菌物品均要在有效期内，包装无破损	
核对解释：携用物至床旁，核对信息（查看手腕带），解释操作目的，指导配合方法，取下活动义齿	·确认患者，取得合作 ·消除疑惑和不安全感，缓解紧张情绪 ·防止义齿脱落、误咽 ·昏迷患者可使用压舌板或开口器帮助张口	"请告诉我您的姓名。"（看腕带）"李爷爷，用物已经准备好了，现在开始为您吸痰，以缓解您憋气的症状，请您放松。"
取适宜体位	·体现关爱患者 ·患者头转向操作者	"您现在平躺感觉舒适吗?""舒服。""为了便于操作，请您将脸朝向我（协助患者脸面向操作者）"
检查吸痰器有无漏气，正确调节压力	·检查吸痰器有无漏气（图 1 - 12 - 1） ·调节负压（成人负压为 0.04 ～ 0.053MPa，小儿吸痰负压 < 0.04MPa）（图 1 - 12 - 2）	

操作流程	要点说明	沟通要点
打开无菌盘,倒入无菌生理盐水	·按无菌操作原则	
打开一次性吸痰包,戴无菌手套,取出吸痰管	·按无菌操作原则(图1-12-3)	
吸痰管与吸引管连接	·正确连接(图1-12-4)	
左手打开开关,试吸生理盐水	·确定吸痰管通畅(图1-12-5)	
再次核对床号、姓名、负压压力是否正确		"8床,李爷爷,准备为您插管了,请您放松,如感到很难受,请您举手示意我好吗?"
左手关闭吸引孔并反折吸痰管末端,右手(或使用无菌镊子)持吸痰管插入气道	·插管过程中不可有负压 ·插管动作轻柔 ·将吸痰管插入口腔(10~15cm以上)(图1-12-6)或鼻腔(20~25cm以上);气管插管应插入>30~35cm,气管套管应插入>10~15cm	
左手放开吸痰管末端,右手持吸痰管轻柔、迅速地左右旋转向上提拉吸净痰液(每吸痰一次应更换吸痰管)	·每次抽吸时间不超过15秒,如痰未吸尽,休息2~3分钟再吸,每吸痰一次应更换吸痰管	
用生理盐水冲洗吸痰管	·观察吸出痰液的颜色、量、性质 ·须冲净吸痰管	"李爷爷,刚才帮您吸出大约10mL黄色脓痰,现在感觉怎样?""好多啦!""您的呼吸也较之前平稳了。"
将吸痰管与连接管断开,将吸痰管连同手套弃于污染垃圾桶内		
关吸引器,将连接管放置妥当		

续表

操作流程	要点说明	沟通要点
整理床单位，安置患者	·依次听诊胸骨上窝，左、右锁骨中线第二、四、六肋间 ·体现关爱患者 ·使患者感觉舒适	"李爷爷，现在为您擦净口鼻。再让我检查一下您的肺部情况，看一下吸痰效果。需要解开您的衣扣，吸气…呼气…再来…继续…您肺部痰鸣音已经明显减轻，请您放心，请让我再看看您的鼻腔。""李爷爷，您的鼻腔黏膜无损伤。现在吸痰已经结束了，效果还是不错的。""您现在这样躺着舒服吗？李爷爷，您平时多喝水，在床上多翻身，活动活动手脚，这样有利于排痰。我也会按时为您翻身拍背。床头铃放您枕边了，有事请按铃，您先好好休息，谢谢您的配合！"
洗手、脱口罩、记录	·记录吸出痰液的颜色、量、性状	

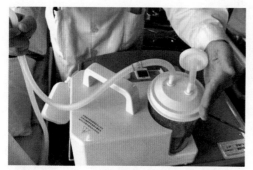

图 1-12-1　检查吸痰装置有无漏气

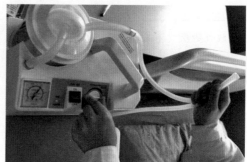

图 1-12-2　正确调节负压

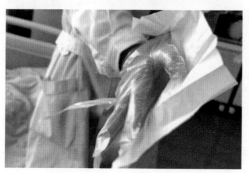

图 1-12-3　戴无菌手套

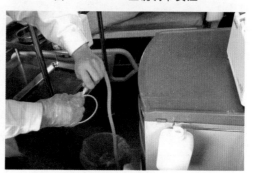

图 1-12-4　正确连接

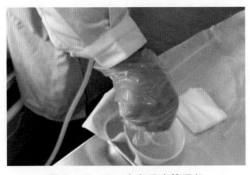
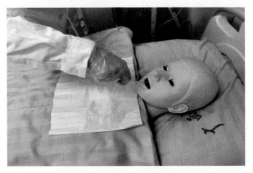

图 1 -12 -5 确定吸痰管通畅　　　　　　图 1 - 12 -6 经口吸痰

【注意环节】

1. 吸痰前检查电动吸引器性能是否良好，连接是否正确。
2. 严格执行无菌操作，每吸痰一次更换一根吸痰管。
3. 吸痰动作轻柔，防止呼吸道黏膜损伤。
4. 痰液黏稠时，可配合叩击、蒸汽吸入、雾化吸入，提高吸痰效果。
5. 贮液瓶内吸出液应及时倾倒，不得超过 2/3。
6. 每次吸痰时间小于 15 秒，以免造成缺氧。

【思考与练习】

1. 吸痰时，痰液黏稠如何处理？
2. 为什么吸痰时导管要边吸边退、左右旋转？
3. 吸痰适用于哪些患者？

项目十三 气管切开术后护理

【学习目标】

1. 能正确解释气管切开术后护理的目的。
2. 能遵循无菌原则，防止继发性感染。
3. 操作中动作轻柔，注重人文关怀。

【导入案例】

2床，吴××，女，70岁。因脑外伤术后2个月突发意识不清，无自主呼吸，发热2天而入院，由于患者出现呼吸衰竭，需行气管切开进行机械通气。医嘱：气管切开术后护理、吸痰。

【评分标准】

程序	规范项目	分值	评分标准	扣分	得分
操作前准备（10分）	1. 仪表端庄，着装整洁	1	一处不符合要求扣0.5分		
	2. 核对医嘱、治疗单	2	未核对扣2分，一处不符合要求扣1分		
	3. 床旁核对，解释，评估： （1）患者：病情、意识状态、生命体征、血氧饱和度、合作程度、呼吸道黏膜情况，痰液的深度、性质、黏稠度、颜色及量的情况，评估气管切口敷料、气管套管固定情况 （2）解释操作目的，取得患者配合 （3）环境：环境安静，光线充足，减少人员流动	3	未评估扣3分，评估不全一项扣1分，未解释扣1分		
	4. 洗手，戴口罩	2	一处不符合要求扣1分		
	5. 用物准备：①气管切开护理盘：开口纱布、无菌纱布、无菌治疗碗（内置碘伏棉球）、血管钳、镊子；②吸痰护理盘：一次性吸痰管（内含无菌手套一只）、无菌治疗碗、镊子、无菌纱布、治疗巾；③听	2	少一件或一件不符合要求扣0.5分		

程序	规范项目	分值	评分标准	扣分	得分
操作前准备（10分）	诊器、0.9%氯化钠（瓶装）、弯盘、记录单、标签纸、治疗车、免洗洗手液、医疗垃圾桶、生活垃圾桶；④电动吸痰器（包括连接管）、干燥无菌的空瓶（均备于床头）				
操作流程（80分）	1. 携用物至床旁，核对床号、姓名	2	不核对扣2分，核对不全一处扣1分		
	2. 协助患者取去枕仰卧位，使头尽量后仰	2	体位不符合要求扣2分，一处不符合要求扣1分		
	3. 给予患者高流量吸氧3~5分钟（口述）	2	不符合要求扣2分		
	4. 检查吸引器各处连接是否正确，有无漏气，调节负压	5	管道连接错误扣5分，负压调节不正确扣5分		
	5. 洗手、戴口罩	2	不符合要求扣2分		
	6. 打开一次性吸痰包，铺治疗巾于颌下，放置弯盘于治疗巾上	5	开包污染扣5分，不符合要求扣1分		
	7. 戴一次性手套，用无菌镊子取下开口纱布，评估气管切口伤口情况。脱去污染手套	5	不评估伤口扣2分，不符合要求扣1分		
	8. 检查吸痰管型号、有效期，打开吸痰管包装，戴无菌手套，取出吸痰管，连接管与吸痰管连接	10	污染吸痰管和手套各扣5分，一处不符合要求扣1分		
	9. 试吸生理盐水，检查吸痰管是否通畅	2	不检查扣2分		
	10. 阻断负压，将吸痰管经气管套管插入气管内，遇阻力后略上提。吸痰时左右旋转，自深部向上吸净痰液，每次吸痰＜15秒。吸痰过程中密切观察患者痰液情况、生命体征、SpO_2（口述）。吸痰后给予患者高流量吸氧3~5分钟（口述）	10	不反折吸痰管末端、吸痰手法不对、动作粗暴、深度不够各扣5分，无口述内容扣2分		
	11. 抽吸生理盐水冲洗吸痰管，将吸痰管与连接管断开，将吸痰管连同手套弃于污染垃圾桶内，关闭吸引器，将连接管放置妥当	5	不冲管扣2分，一处不符合要求扣1分		

程序	规范项目	分值	评分标准	扣分	得分
操作流程（80分）	12. 按七步洗手法洗手，戴无菌手套	3	洗手方法不正确扣 2 分，手套污染扣 3 分		
	13. 取下开口纱布，评估气管切口伤口情况	2	未评估扣 2 分，一处不符合扣一分		
	14. 用碘伏棉球消毒擦拭气管套管周围皮肤，一次一个棉球，直径超过 8cm，方向从内向外，消毒两遍	10	违反无菌原则扣 5 分，一处不符合扣一分		
	15. 重新垫入无菌开口纱布衬，于套管和皮肤中间，套管口覆盖生理盐水纱布并固定，检查气管套管固定的松紧度	3	一处不符合要求扣 1 分		
	16. 观察患者生命体征、SpO_2 变化，肺部听诊判断吸痰效果（左右锁骨中线上、中、下部）	4	未观察扣 2 分，听诊部位不正确各扣 2 分		
	17. 安置患者于舒适体位，放呼叫器于易取处，整理床单位及用物	2	一处不符合要求扣 1 分		
	18. 告知注意事项，致谢	3	一处不符合要求扣 1 分		
	19. 洗手、取下口罩，记录	3	未洗手扣 1 分，未记录扣 2 分，一处不符合要求扣 1 分		
操作流程（10分）	1. 按消毒技术规范分类整理使用后物品	2	一处不符合要求扣 1 分		
	2. 无菌观念强，注意保护患者安全和职业防护	5	未指导扣 5 分，指导不全一项扣 1 分		
	3. 言语通俗易懂，态度和蔼，沟通有效，充分体现人文关怀	3	态度、语言不符合要求各扣 1 分，沟通无效扣 2 分		

操作总时间：15 分钟，时间到即停止操作，未完成的操作步骤不得分

【操作流程、要点说明及沟通要点】

操作流程	要点说明	沟通要点
双人核对医嘱、治疗单		

操作流程	要点说明	沟通要点
床旁核对，解释，评估	·核对患者信息，向患者解释并取得合作 ·评估患者病情、意识、生命体征、SpO_2 ·评估气管切口敷料、气管套管固定情况	"您好，我是您的责任护士××，你是2床吴××吗？是的话请您眨眼睛示意我。请让我看一下您的手腕带。2床，吴××，由于您患有慢性支气管炎，肺部感染，我现在遵医嘱给您吸痰，请您配合。"
洗手，戴口罩		
用物准备	·无菌物品均要在有效期内，包装无破损	
携用物至床旁，核对患者床号、姓名（查看手腕带），取体位，给予患者高流量吸氧3~5分钟	·确认患者，取得合作 ·去枕仰卧（图1-13-1、1-13-2），有利于充分暴露切口，便于操作 ·吸痰前给予患者高流量吸氧以缓解吸痰引起的缺氧	"马上给您吸痰啦，我会动作轻柔的，您别紧张。吸痰过程中有任何不适请举手示意我。"
检查吸痰管道，正确调节负压	·检查吸引器各处连接是否正确、有无漏气 ·调节负压（成人负压为0.04~0.053MPa，小儿吸痰负压<0.04MPa）	
洗手，戴口罩	·洗手方法正确	
开吸痰包、铺巾、放弯盘	·严格按无菌原则操作，避免污染	
戴一次性手套，取下切口纱布，评估气管切口情况。脱去污染手套	·用无菌镊子取下切口纱布 ·检查气管切口有无红肿、渗出液，有无痰液堵塞，套管有无脱落	"给您取下切口纱布，切口无红肿，套管固定良好。"
检查吸痰管型号、有效期，打开吸痰管包装，戴无菌手套，取出吸痰管，连接管与吸痰管连接，检查吸痰管通畅情况	·严格按无菌原则操作，避免污染 ·各管道连接正确 ·置吸痰管于生理盐水试吸以检查是否通畅	

操作流程	要点说明	沟通要点
阻断负压，将吸痰管经气管套管插入气管内，遇阻力后略上提吸痰。吸痰过程中密切观察患者痰液情况、生命体征、SpO₂（口述）。吸痰后给予患者高流量吸氧 3~5 分钟（口述）	·吸痰时左右旋转，自深部向上吸净痰液（图 1-13-3） ·每次吸痰 <15 秒 ·吸痰后及时给予患者高流量吸氧以改善缺氧情况	
抽吸生理盐水冲洗吸痰管，将吸痰管与连接管断开，将吸痰管连同手套弃于污染垃圾桶内，关闭吸引器，将连接管放置妥当		
按七步洗手法洗手，戴无菌手套		
取下开口纱布，评估气管切口伤口情况	·取下开口纱布，动作轻柔（图 1-13-4）	"吴大娘，刚给您吸完痰，现在感觉好些了吧，我马上帮您把伤口敷料换一下，别担心，我会轻一点的。"
用碘伏棉球消毒擦拭气管套管周围皮肤	·严格按无菌原则操作，避免污染 ·消毒方向从内向外，消毒两遍（图 1-13-5） ·用无菌止血钳夹碘伏棉球（勿过湿，一次一个）擦净外套管管口的分泌物 ·消毒范围：直径超过 8cm	"开始给您消毒啦，请放松！"
重新垫入无菌开口纱布，衬于套管和皮肤中间，套管口覆盖湿润纱布并固定，检查气管套管的固定带松紧度	·垫纱布动作要轻柔（图 1-13-6） ·用左、右手食指分别插到固定带下判断松紧度（图 1-13-7）	"帮您垫上新的纱布，这样弄，您不疼吧？"

续表

操作流程	要点说明	沟通要点
观察患者生命体征、SpO_2变化，肺部听诊判断吸痰效果	·听诊肺部痰鸣音情况（图1-13-8） ·听诊部位为左右锁骨中线上、中、下部	"吴大娘，现在给您听诊一下，请您深呼吸配合我。请您放松，吸气，呼气，继续……您肺部痰鸣音已经明显减轻，请您放心。给您扣上扣子，垫上枕头。"
安置患者于舒适体位，放呼叫器于易取处，整理床单位及用物		"吴大娘，您现在这样躺着舒服吗？床头铃给您放枕边了，有事请您按铃。"
告知注意事项，致谢	·避免套管移位和切口感染	"吴大娘，已给您换好敷料。请您和您的家人不要随意松解系带和触碰敷料，以免套管移位和切口感染。"
洗手、取下口罩，记录	·记录痰液量、色、性状、黏稠度，气管切开伤口情况	
用物处置：将物品送至处置室，分类处理		

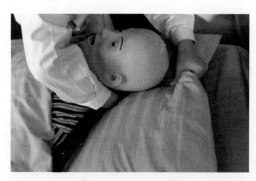

图1-13-1　去枕

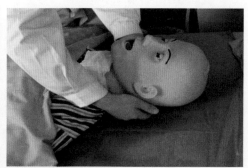

图1-13-2　仰卧

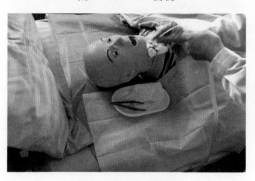

图1-13-3　吸痰

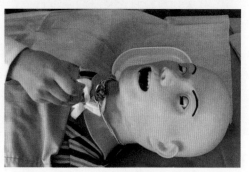

图1-13-4　取下伤口敷料

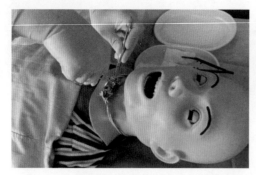

图 1-13-5 消毒

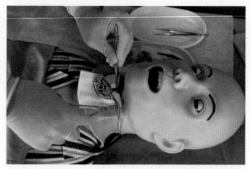

图 1-13-6 换上干净敷料

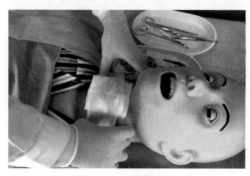

图 1-13-7 判断固定带松紧度

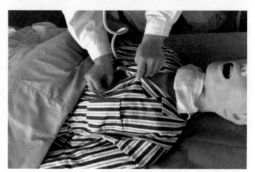

图 1-13-8 肺部听诊

【注意环节】

1. 无菌操作同"吸痰护理"。

（1）吸痰管一次一更换。

（2）气管套管管口覆盖双层湿盐水纱布，防止灰尘及异物吸入，并改善吸入空气的湿度，被污染的纱布敷料立即更换，以免造成创口感染。

2. 人文关怀。

（1）患者经气管切开术后不能发音，无法沟通交流，可采用书面交谈或动作表示。

（2）其他同"吸痰护理"。

【思考与练习】

1. 气管切口敷料多长时间需更换？

2. 如何判断痰液的黏稠度？

项目十四　心电监测技术

【学习目标】

1. 能正确叙述心电监护仪的结构、功能和维护保养心电监护仪的方法。
2. 能正确说出心电监测的目的、注意事项。
3. 能正确实施心电监测技术。
4. 能与患者进行良好的沟通，并正确指导患者。

【导入案例】

5床，赵×，男，65岁。主诉：胸闷、乏力、心悸，伴头晕2小时。检查：T36.2℃，P200次/分，R25次/分，BP100/70mmHg，神志清楚，检查配合。诊断：阵发性室上性心动过速。医嘱：心电监测。

【评分标准】

程序	规范项目	分值	评分标准	扣分	得分
操作前准备（20分）	1. 着装符合要求	2	一项不符合要求扣1分		
	2. 核对医嘱、治疗单（卡）	5	未核对扣5分，一处不符合要求扣1分		
	3. 评估： (1)解释操作目的，取得患者配合 (2)患者病情、意识状态、心前区皮肤、上肢皮肤及肢体活动度、手指（指甲）局部情况 (3)有无酒精过敏，有无携带心脏起搏器 (4)周围环境、光照情况及有无电磁波干扰 (5)检查仪器性能，将导联线连接监护仪相应接口	6	未评估扣6分，一处评估不全扣1分，未解释扣2分		
	4. 洗手、戴口罩	2	一处不符合要求扣1分		

程序	规范项目	分值	评分标准	扣分	得分
操作前准备（20分）	5. 物品准备：心电监护仪及模块、导联线、配套血压计袖带、SpOSpO_2 传感器、电源及插座 (1)治疗车上层：手消毒液、医嘱执行单、护理记录单、清洁治疗盘内放置一次性电极片5~6片、75%乙醇棉球、清洁纱布3~5片 (2)治疗车下层：医疗垃圾桶、生活垃圾桶	5	缺一项用物扣1分		
操作流程（65分）	1. 携用物至床旁，核对床号、姓名	2	一项不符合要求扣1分		
	2. 稳妥放置监护仪，接电源，打开监护仪	3	一项不符合要求扣1分		
	3. 连接导联和插件，将电极片与导联线连接	3	一项不符合要求扣1分		
	4. 协助患者处于平卧位，暴露胸部，选择电极片位置，用75%乙醇棉球擦拭皮肤，再用纱布擦净后将电极片贴于患者相应部位位置如下： (1)右上(RA)：胸骨右缘锁骨中线第一肋间 (2)左上(LA)：胸骨左缘锁骨中线第一肋间 (3)右下(RL)：右锁骨中线剑突水平处 (4)左下(LL)：左锁骨中线剑突水平处 (5)胸导(V)：胸骨左缘第四肋间 为患者系好扣子	10	位置错误扣5分，一项不符合要求扣1分		
	5. SpOSpO_2 传感器安放在患者身体的合适部位，松紧适宜，红外线面向指甲，勿夹于测血压肢体侧	5	SpOSpO_2 饱和度探头夹于测血压同侧肢体扣5分，一项不符合要求扣1分		
	6. 血压计袖带缠于患者上臂处（避开输液肢体），按测血压键	5	未避开输液肢体扣5分，一项不符合要求扣1分		
	7. 监护仪设置：①调整参数：设置合理心电监测指标(HR、R、BP、SpOSpO_2)报警界限，打开报警系统；②选择清晰的导联；③调整振幅；④调整血压监测方式、间隔时间	10	一项不符合要求扣2分		

续表

程序	规范项目	分值	评分标准	扣分	得分
操作流程(65分)	8. 协助患者取舒适卧位，床头铃置于枕边，整理心电监护导线及床单位	3	一项不符合要求扣1分		
	9. 告知注意事项： (1)翻身、活动避免导线牵拉、打折 (2)不要自行移动或摘除电极，如有痒痛感及时告诉医护人员 (3)告知患者及家属不要在监护仪附近使用手机，以免干扰监测波形	6	指导漏一项扣2分		
	10. 洗手、记录、签名	3	一项不符合要求扣1分		
	11. 停止心电监护： (1)核对患者并解释原因 (2)关闭监护仪，撤除导线 (3)清洁皮肤，取舒适体位，整理床单位，致谢 (4)整理、处理用物 (5)洗手、脱下口罩 (6)记录、签名	15	一项不符合要求扣1分		
操作后评价(15分)	1. 按消毒技术规范分类整理使用后的物品	3	一处不符合要求扣1分		
	2. 导联连接与安置正确，血压袖带、氧饱和度监测连接与安置正确，设定参数值适宜	3	一项不符合要求扣1分		
	3. 注意保护患者隐私	3	不注意保护患者隐私扣3分		
	4. 态度和蔼，沟通有效，充分体现人文关怀	3	态度、语言不符合要求各扣1分，沟通无效扣2分		
	5. 程序正确，操作规范，动作熟练	3	根据操作情况酌情扣1～2分		
操作总时间：12分钟，时间到即停止操作，未完成的操作步骤不得分					

【操作流程、要点说明及沟通要点】

操作流程	要点说明	沟通要点
双人核对医嘱、治疗单	·核对床号、姓名、住院号、医嘱内容	

操作流程	要点说明	沟通要点
评估解释：核对患者，解释目的并取得合作；评估患者病情、意识状态、皮肤情况、指甲情况，评估患者有无酒精过敏史、有无携带起搏器；评估患者周围环境、光照情况及有无电磁波干扰	·核对床号、姓名 ·询问病情 ·评估皮肤情况、指甲情况 ·既往有无酒精过敏史、有无携带起搏器 ·评估周围环境	"您好，我是您的责任护士××，请问您是几床？叫什么名字？""5床，赵×。""可以让我看一下您的手腕带吗？""赵×，您现在感觉怎么样？""有点胸闷。""您别紧张，我现在遵医嘱给您监测心率、血压和血氧饱和度，以便及时发现异常情况。" "能让我检查一下您胸部皮肤的情况吗？""可以。""您胸部皮肤的状况很好，没有破损，请您伸出左手让我看一下（检查手指末端），您的甲床无发绀，无灰指甲，双上肢可以做弯曲动作吗？" "嗯，那就在您左手测血氧饱和度！再让我看看右上肢的皮肤，右上肢皮肤完好，就在右边测量血压。" "您对酒精过敏吗？有携带心脏起搏器吗？""没有。""好，请您稍等，我去准备物品，尽快为您操作！"
洗手，戴口罩	·符合洗手的要求与要点	
用物准备	·用物准备齐全 ·放置合理	
携用物至床旁，核对床号、姓名，解释操作目的	·确认患者，取得合作	"请告诉我您的床号和姓名。""请让我看一下您的手腕带。""赵×，接心电监护仪，就是将导联线连接到您的胸部、手臂和手指上，这些导线对您不会有任何伤害，请您别担心，请配合我们一下。"
舒适体位	·安置患者处于舒适的仰卧位	"您这样躺着舒服吗？"
连接电源开机：连接监护仪电源，打开主机开关，检查监护仪功能是否良好	·心电监护仪性能良好	"开始开机，请您稍等。"

续表

操作流程	要点说明	沟通要点
连接导联和插件：连接心电导联线，五电极连接正确，连接血氧饱和度插件，连接血压计袖带	·导联和插件连接正确	
心电监测：暴露胸部，正确定位，清洁皮肤。连接导联(图1-14-1)： (1)右上(RA)：胸骨右缘锁骨中线第一肋间 (2)左上(LA)：胸骨左缘锁骨中线第一肋间 (3)右下(RL)：右锁骨中线剑突水平处 (4)左下(LL)：左锁骨中线剑突水平处 (5)胸导(C)：胸骨左缘第四肋间	·定位正确	"赵先生，开始监护了。需要给您定位和清洁你的皮肤，为您解开扣子。""现在用酒精给您擦拭皮肤，会有一些凉，一会儿就好。" "有什么不舒服吗？现在贴电极片，如果感觉到痒、痛等不适，请告诉我。"
为患者系好衣扣，盖好被子	·预防患者受凉	"给您系衣扣。"
SpO$_2$监测(图1-14-2)：将SpO$_2$传导器安放在患者身体的合适部位，红点照指甲，与血压计袖戴相反肢体	·将SpO$_2$传感器戴在与患者血压计袖带相反的肢体 ·安放正确	"给您进行氧含量的监测，需要在您手指上连接一条导线，请别紧张，也不要用力活动，如果有不适及时告诉我，同时我每隔2小时会来更换您的连接部位。"
血压监测(图1-14-3)：使被测肢体与心脏处于同一水平，伸肘并稍外展，将袖带平整地缠于上臂中部，袖带下缘应距肘窝2~3cm，松紧以能放入一指为宜	·被测肢体与心脏处于同一水平 ·伸肘并稍外展 ·袖带下缘应距肘窝2~3cm ·松紧适宜	"现在在您的右上肢扎上血压袖带。" "赵先生，现在开始测量血压，您的右臂是不是有发胀的感觉，这是由于袖带加气、加压的原因，您只要保持手臂不动就可以，也请您翻身时避免导线牵拉、打折和缠绕。"

操作流程	要点说明	沟通要点
调节波形：选择标准Ⅱ导联，清晰显示P波，调节波形大小	·选择清晰的导联	
设定参数（图1-14-4）：打开报警系统，根据患者情况，设定各报警上下限参数（正常成人±15%~20%）	·设置合理的心电监测指标（HR、R、BP、SpO$_2$）报警界限 ·打开报警系统	"下面我将为您调节报警上下限，所以您在机器发生报警声时不必紧张，在使用监护仪的过程中，请您不要随意触碰心电监护，同时不要随意调节这所有的数字。"
协助患者取舒适卧位，整理心电监护导线及床单位	·卧位舒适	"赵先生，现在已接好心电监护，除了脉搏较快，血压、呼吸都在正常范围内，您别担心，我会马上汇报给医生。"
告知注意事项	·翻身、活动避免导线牵拉、打折 ·不要自行移动或摘除电极，如有痒痛感及时告诉医护人员 ·告知患者及家属不要在监护仪附近使用手机，以免干扰监测波形	"在监护期间，请您不要自行移动或摘除电极片，这段时间您要适当限制活动，以免导致连接线脱落。如果您感到电极片周围的皮肤出现痒、痛等不适感觉，请您及时告诉我们。还请您和家属避免在仪器周围使用手机，以免干扰波形，也不要随意搬动监护仪。如果听到机器发出滴、滴、滴的报警声时，请按呼叫器，呼叫器就在您的旁边，我们会随时来处理的，您好好休息。"
洗手记录	·按七步洗手法洗净双手 ·记录心率、SpO$_2$、呼吸、血压	
停止监测：向患者解释，关闭监护仪，撤除SpO$_2$传导器，撤除血压计袖带，撤除心前区导联线、电极片，清洁皮肤，协助患者穿好衣服，安置患者于舒适体位，询问需要，整理床单位，整理仪器，处理用物，按七步洗手法洗手、脱下口罩、记录	·向患者解释 ·撤除各导联线 ·清洁皮肤 ·安置舒适体位 ·询问需要 ·整理仪器 ·用物按医用垃圾分类 ·洗手、记录	"您好，请问您是几床？叫什么名字？""请让我看一下您的手腕带！""5床，赵×，由于您的病情已经好转，根据医生医嘱，可以暂停使用监护仪了，现在我就给您拆除导线，请您配合我好吗？""现在用酒精给您擦拭皮肤，一下就好。""赵先生，监护仪已经为您拆除，您有什么不舒服吗？""好的，请您注意休息，如有不适请及时与我们联系，谢谢您的配合！"

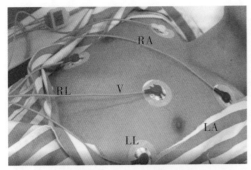

图 1 - 14 - 1　连接心电导联

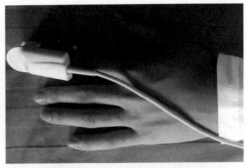

图 1 - 14 - 2　SpO₂ 监测

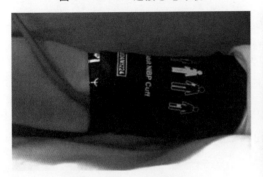

图 1 - 14 - 3　测量血压

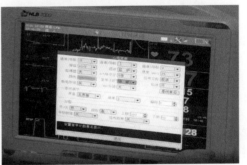

图 1 - 14 - 4　设定报警参数

【注意环节】

1. 心电监护不具有诊断意义，如需更详细地了解心电图变化，需做常规导联心电图。

2. 密切监测患者心电波形，及时处理干扰和电极脱落；对于带有起搏器的患者，要区别其正常心律与起搏心律。

3. 正确设定报警界限，不能关闭报警声音。

4. 定期更换电极片及其粘贴位置。

5. 放置电极片时，应避开伤口、瘢痕、中心静脉插管、起搏器及电除颤时电极板的放置部位。

6. 对躁动患者，应当固定好电极和导线，避免电极脱位以及导线打折缠绕。

【思考与练习】

1. 心电监护仪常见的故障有哪些？

2. 心电监护的临床意义有哪些？

3. 如何对心电监护仪进行清洁、保养？

项目十五　阴道擦洗

【学习目标】

1. 能正确解释阴道擦洗的目的。
2. 能规范进行阴道擦洗的操作。
3. 在操作过程中，保护患者隐私、动作轻柔，体现关心患者的理念，建立良好的护患关系。

【导入案例】

3 床，李×，女，53 岁，患有子宫肌瘤，近半年来月经量逐渐增多，经期延长 10 天左右，阴道继续流血，白带有异味，拟经阴道行子宫全切术。医嘱：术前 3 天行阴道擦洗，每日 1 次。请按照医嘱予以实施。

【评分标准】

程序	规范项目	分值	评分标准	扣分	得分
操作前准备（20 分）	1. 仪表端庄，着装整洁	2	一处不符合要求扣 1 分		
	2. 核对医嘱、治疗单	5	未核对扣 5 分，一处不符合要求扣 1 分		
	3. 床旁核对，解释，评估： （1）询问身体状况，了解既往有无阴道擦洗经历 （2）评估患者既往史、婚姻史、有无阴道出血 （3）评估环境 （4）解释操作目的，取得患者配合，嘱患者排空膀胱	8	未评估扣 4 分，评估不全一项扣 2 分；未解释扣 2 分		
	4. 洗手，戴口罩	2	一处不符合要求扣 1 分		
	5. 用物准备： （1）治疗车上层：手消毒液、医嘱本、治疗单、笔、治疗盘内无菌持物钳（镊）、消毒液棉球、无菌干棉球、无菌纱布、一次性医用无菌手套、一次性无菌窥阴器（灭菌窥阴器）、一次性治疗巾 （2）治疗车下层：医疗垃圾桶、生活垃圾桶 （3）光源：鹅颈灯	3	少一件或一件不符合要求扣 1 分		

程序	规范项目	分值	评分标准	扣分	得分
操作流程(65分)	1. 携用物至床旁,核对床号、姓名	3	不核对扣3分,核对不全一处扣1分		
	2. 铺治疗巾于检查床臀部对应位置	2	治疗巾位置不对扣2分,一处不符合要求扣1分		
	3. 关闭门窗、拉床帘,打开光源	2	未关闭门窗、拉床帘扣2分,一处不符合要求扣1分		
	4. 协助患者脱去一侧裤腿,取膀胱截石位,暴露外阴	5	未协助患者脱裤扣2分,体位不舒适扣3分,一处不符合要求扣1分		
	5. 核对床号、姓名,告知患者配合方法及可能出现的不适	8	未核对扣4分,擦洗前未告知可能出现的不适扣3分,未告知配合方法扣3分,一处不符合要求扣1分		
	6. 戴无菌手套	4	未检查手套包装、型号各扣2分,一处不符合要求扣1分		
	7. 放窥阴器	8	窥阴器放置方法不对扣4分,一处不符合要求扣2分		
	8. 擦洗	8	阴道擦洗顺序不对扣2分,每个部位擦洗次数不够扣2分,一处不符合要求扣2分		
	9. 擦干、撤窥阴器	8	未擦干阴道内药液扣2分,未观察患者反应扣2分,撤窥阴器方法不对扣4分,一处不符合要求扣2分		
	10. 涂药	2	一处不符合要求扣1分		
	11. 撤治疗巾	2	一处不符合要求扣1分		
	12. 核对床号、姓名	3	未再次核对床号、姓名扣3分		

续表

程序	规范项目	分值	评分标准	扣分	得分
操作流程（65分）	13. 询问患者的感受，交代患者注意事项	4	未询问或未交代注意事项各扣2分，交代不全一项扣1分		
	14. 协助患者下床穿裤	2	未协助患者下床穿裤扣2分，一处不符合要求扣1分		
	15. 洗手	2	未洗手扣2分		
	16. 记录	2	未记录扣2分		
操作后评价（15分）	1. 按消毒技术规范分类整理使用后物品	3	一处不符合要求扣1分		
	2. 正确指导患者 （1）告知阴道擦洗可能造成的不良反应 （2）告知患者阴道擦洗操作过程中的不适及配合方法	5	未指导扣5分，指导不全一项扣1分		
	3. 言语通俗易懂，态度和蔼，沟通有效	2	态度、语言不符合要求各扣1分，沟通无效扣2分		
	4. 全过程动作熟练、规范，符合操作原则	5	一处不符合要求酌情扣1~2分		
操作总时间：6分钟，时间到即停止操作，未完成的操作步骤不得分					

【操作流程、要点说明及沟通要点】

操作流程	要点说明	沟通要点
双人核对医嘱、治疗单		
核对床头卡，评估患者情况		"您好，我是您的责任护士×××，能告诉我您的床号和姓名吗？""3床，李×。""李阿姨您好，由于您将经阴道行子宫全切手术，为了清洁阴道，预防术后感染，需要为您进行阴道擦洗。您以前做过阴道擦洗吗？""没有。""阴道擦洗就是将阴道窥器插入阴道，用消毒的棉球对阴道进行擦洗。您现在有阴道流血吗？""没有。""让我看一下您的外阴及阴道分泌物情况。""阴道擦洗需要排空膀胱，需要我协助您上洗手间吗？""不用"。"请稍等，我去准备用物。"

操作流程	要点说明	沟通要点
洗手，戴口罩		
用物准备		
核对解释：携用物至床旁，核对患者床号、姓名（查看手腕带），解释操作目的，指导配合方法。关闭门窗、拉床帘	·确认患者，取得合作 ·消除疑惑和不安全感，缓解紧张情绪	"请告诉我您的床号和姓名。""3床，李×。""擦洗的过程中可能有一点不舒服，只要您配合我们张口深呼吸就可以，请您配合我好吗？"
安置体位：协助患者脱去一边裤子，取膀胱截石位	·膀胱截石位可充分暴露外阴和阴道	"我扶您上检查床，帮您脱去一边裤子，请您躺好，将腿放在检查床支架上，好，稍微再向下一点，请您放松。"
再次核对床号、姓名	·再次确认患者，避免差错	
戴手套		
放窥阴器：取一次性阴道窥器（灭菌窥阴器）蘸润滑剂，左手拇指和食指分开两侧小阴唇，暴露阴道口，右手持阴道窥器，斜行沿阴道侧后壁缓慢插入阴道内，边推进边旋转，将窥器两页转正并逐渐张开两页，直至完全暴露宫颈、阴道壁及穹隆部，固定好阴道窥器（图1-15-1、1-15-2、1-15-3）	·插入动作应轻稳 ·窥阴器插入时若出现不适可暂停插入，嘱患者深呼吸	"李阿姨，开始给您插入阴道窥器了，请您放轻松，我会轻一点的。""李阿姨，您现在感觉怎么样？""还好。""如果觉得不适请张口呼吸。"
擦洗：用无菌持物钳（镊）取消毒棉球擦洗宫颈、阴道穹隆、阴道壁（图1-15-4）	·保证每个部位擦洗3次 ·边擦边旋转窥阴器	"李阿姨，现在给您擦洗阴道了，请您放松。""好的。"
擦干：用干棉球将阴道后穹隆药液吸干，轻轻退出窥阴器，用棉球擦干外阴	·防止阴道后穹隆残留药液 ·取窥阴器时应将两页合拢后退出	"李阿姨，现在给您擦干药液，您感觉怎么样？""很好。"

续表

操作流程	要点说明	沟通要点
涂药	·手术当日擦洗后，在阴道后穹隆和宫颈处按病情涂药	
撤治疗巾，协助穿裤子和下检查床	·防止治疗巾污染衣裤 ·保护患者安全	"李阿姨，阴道擦洗做完了，帮您把裤子穿上。""好的。""现在扶您下床。""谢谢!"
再次核对，交代注意事项		
洗手记录		
用物处置：将物品分类处理		

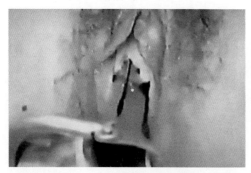

图 1-15-1 放入窥阴器

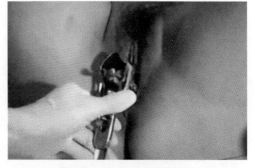

图 1-15-2 窥阴器转正

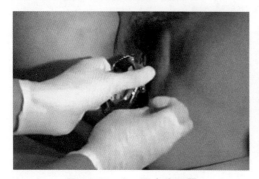

图 1-15-3 固定窥阴器

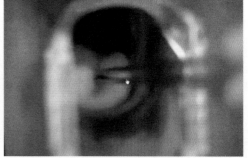

图 1-15-4 擦洗

【注意环节】

1. 窥阴器放置、取出的方法正确。

（1）放窥阴器：取一次性阴道窥器（灭菌窥阴器）蘸润滑剂，左手拇指和食指分开两侧小阴唇，暴露阴道口，右手持阴道窥器，斜行沿阴道侧后壁缓慢插入阴道内，边推进边旋转，将窥器两页转正并逐渐张开两页，直至完全暴露宫颈、阴道壁及穹隆部，固定好阴道窥器。

（2）取窥阴器时应将两页合拢后退出，以免小阴唇和阴道壁黏膜被夹入两页侧壁间而引起患者剧痛或不适。

2. 患者如出现剧烈恶心、呕吐，可暂停操作，稍事休息后再进行，还可嘱患者做深呼吸。

3. 操作中应注意保护患者隐私、动作轻柔，注意人文关怀。

4. 注意无菌操作，避免交叉感染。

【思考与练习】

1. 进行阴道擦洗的目的是什么？

2. 为什么要在操作前让患者排空膀胱？

3. 为什么往阴道内放入窥阴器要蘸润滑剂？

项目十六 阴道冲洗、阴道上药

【学习目标】

1. 能正确解释阴道冲洗的目的。
2. 能正确进行阴道冲洗的操作。
3. 在操作过程中，保护患者隐私、动作轻柔，体现关心患者的理念，建立良好的护患关系。

【导入案例】

李×，女，41岁，因外阴瘙痒伴豆腐渣样白带3天就诊于妇科门诊。平素月经规则，孕1产1，宫内节育器避孕。妇科检查：外阴发育正常，有红斑，小阴唇内侧及阴道侧壁附有白色块状物，阴道壁充血水肿，分泌物呈豆腐渣样。诊断：外阴阴道假丝酵母菌病。医嘱：制霉菌素片放入阴道。请遵医嘱进行阴道冲洗并放药予以治疗。

【评分标准】

程序	规范项目	分值	评分标准	扣分	得分
操作前准备（20分）	1. 仪表端庄，着装整洁	2	一处不符合要求扣1分		
	2. 核对医嘱、治疗单	5	未核对扣5分，一处不符合要求扣1分		
	3. 床旁核对，解释，评估： (1)询问身体状况、婚姻史、药物过敏史、有无阴道流血，了解既往有无阴道冲洗经历 (2)评估患者外阴皮肤、阴道分泌物情况 (3)评估环境 (4)解释操作目的，取得患者配合，嘱患者排空膀胱	8	未评估扣4分，评估不全一项扣2分，未解释扣2分		
	4. 洗手，戴口罩	2	一处不符合要求扣1分		
	5. 用物准备： (1)治疗车上层：手消毒液、治疗单、笔、治疗盘内无菌持物镊、冲洗液（4%碳酸氢钠溶液1000mL）、石蜡油、一次性冲洗袋、一次性冲洗头、一次性无菌	3	少一件或一件不符合要求扣1分		

程序	规范项目	分值	评分标准	扣分	得分
操作前准备（20分）	窥阴器、一次性医用无菌手套、无菌干棉球、无菌长棉签、水温针、一次性治疗巾 （2）治疗车下层：医疗垃圾桶、生活垃圾桶 （3）其他：输液架、鹅颈灯				
操作流程（65分）	1. 携用物至床旁，核对姓名、治疗项目	3	不核对扣3分，核对不全一处扣1分		
	2. 铺治疗巾于检查床臀部对应位置	2	治疗巾位置不对扣2分，一处不符合要求扣1分		
	3. 关闭门窗、拉床帘，打开光源	2	未关闭门窗、拉床帘扣2分，一处不符合要求扣1分		
	4. 协助患者脱去一侧裤腿，取膀胱截石位，暴露会阴	6	未协助患者脱裤扣2分，体位不舒适扣3分，一处不符合要求扣1分		
	5. 核对姓名，告知患者配合方法及可能出现的不适	8	未核对扣4分，擦洗前未告知可能出现的不适扣3分，未告知配合方法扣3分，一处不符合要求扣1分		
	6. 测水温（口述冲洗液温度41～43℃）	2	未检查水温扣2分，一处不符合要求扣1分		
	7. 挂冲洗袋	2	冲洗袋距床边距离不对扣2分		
	8. 戴无菌手套	4	未检查手套包装、型号各扣2分，一处不符合要求扣1分		
	9. 连接冲洗头、润滑冲洗头	4	一处不符合要求扣2分		
	10. 放出少量冲洗液，冲洗外阴	4	一处不符合要求扣1分		
	11. 将冲洗头放入阴道深部，冲洗阴道	4	一处不符合要求扣1分		
	12. 冲洗液剩余100mL时抽出冲洗头，再次冲洗外阴	4	一处不符合要求扣1分		

程序	规范项目	分值	评分标准	扣分	得分
操作流程（65分）	13. 将窥阴器放入阴道、暴露宫颈、阴道壁和阴道后穹隆，用干棉球吸干阴道液体，用无菌持物镊夹取药物放入阴道后穹隆处，退出窥阴器，擦干外阴	8	窥阴器放置、退出方法不对、未放入药物各扣 4 分，一处不符合要求扣 1 分		
	14. 询问患者的感受，交代患者注意事项	4	未询问或未交代注意事项各扣 2 分，交代不全一项扣 1 分		
	15. 协助患者穿裤、下床，撤治疗巾	4	未协助患者下床穿裤扣 2 分，一处不符合要求扣 1 分		
	16. 洗手	2	未洗手扣 2 分		
	17. 记录	2	未记录扣 2 分		
操作后评价（15分）	1. 按消毒技术规范分类整理使用后物品	3	一处不符合要求扣 1 分		
	2. 正确指导患者 （1）告知阴道冲洗可能造成的不良反应 （2）告知患者阴道冲洗操作过程中的不适及配合方法	5	未指导扣 5 分，指导不全一项扣 1 分		
	3. 言语通俗易懂，态度和蔼，沟通有效	2	态度、语言不符合要求各扣 1 分，沟通无效扣 2 分		
	4. 全过程动作熟练、规范，符合操作原则	5	一处不符合要求酌情扣 1～2 分		
操作总时间：6 分钟，时间到即停止操作，未完成的操作步骤不得分					

【操作流程、要点说明及沟通要点】

操作流程	要点说明	沟通要点
双人核对医嘱、治疗单		

操作流程	要点说明	沟通要点
核对姓名、治疗项目，评估患者情况		"您好，我是您的责任护士×××，能告诉我您的姓名吗？""李×。""李女士您好，由于您阴道分泌物很多，根据医嘱要给您冲洗阴道，然后再给您上药，请问您在非月经期有阴道流血吗？""没有。""好的，如果您现在有小便请先去小便好吗？""没有小便。""让我看一下您的外阴及阴道分泌物情况。""您的外阴皮肤完整，分泌物较多。""一会儿我就给您冲洗阴道，在我给您清洗的时候，如果您觉得水温太高或太低请告诉我，我会立即给您调整，在这个过程中您可以深呼吸放松，我也会尽量放轻动作的。""请稍等，我去准备用物。"
洗手，戴口罩		
用物准备		
核对解释：携用物至床旁，核对患者的姓名，解释操作目的，指导配合方法。关闭门窗、拉床帘	·确认患者，取得合作 ·消除疑惑和不安全感，缓解紧张情绪	"请告诉我您的姓名。""擦洗的过程中可能有一点不舒服，只要您配合我们张口深呼吸就可以，请您配合我好吗？"
安置体位：协助患者脱去一边裤子，取膀胱截石位	·膀胱截石位可充分暴露外阴和阴道 ·便于检查与操作	"我扶您上检查床，帮您脱去一边裤子，取截石位，请您放松。"
再次核对姓名，量水温		再次核对姓名
挂冲洗袋，并排去管内空气（图1－16－1）	·将放有冲洗液的冲洗袋挂于距床面70cm的输液架上	
戴手套		
连接冲洗头、冲洗外阴（图1－16－2）	·打开冲洗头夹子，放出少许冲洗液	"李女士，开始给您冲洗外阴了，请您放松。"

续表

操作流程	要点说明	沟通要点
分开小阴唇，将冲洗头沿阴道纵侧壁插入阴道后穹隆处，开始冲洗(图 1-16-3)	·插入动作应轻稳 ·将冲洗头放入阴道深部，边转动冲洗头边冲洗，以便冲净阴道壁	"李女士，开始给您冲洗阴道了，请您张口呼吸。""李阿姨，水温合适吗？""合适。""好的。"
冲洗液剩余 100mL 时抽出冲洗头，再次冲洗外阴		"李女士，已经给您清洗好了，接下来给您上药。"
放置窥阴器，用干棉球吸干阴道液体，用无菌持物镊夹取药物放入阴道后穹隆处(图 1-16-4)，退出窥阴器	·窥阴器放入、取出时合拢两页 ·用干棉球吸干阴道液体	"李女士，请您深呼吸，放松、放松。""好的。"
擦干外阴，协助穿裤子和下检查床，撤治疗巾	·防止治疗巾污染衣裤 ·保护患者安全	"李女士，已经帮您做好了，帮您把裤子穿上。""好的。""现在扶您下床吧。""谢谢！"
再次核对、交代注意事项		
洗手记录		
用物处置：将物品分类处理		

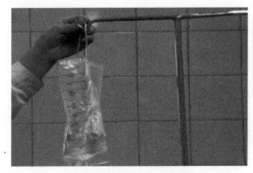

图 1-16-1 挂冲洗袋

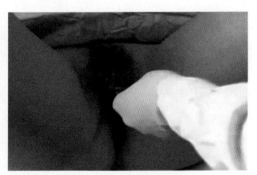

图 1-16-2 冲洗外阴

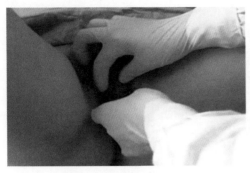
图 1 - 16 - 3　冲洗阴道

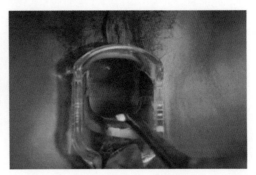
图 1 - 16 - 4　上药

【注意环节】

1. 窥阴器放置、取出时将两页合拢，以免小阴唇和阴道壁黏膜被夹入两页侧壁间而引起患者剧痛或不适。

2. 冲洗液温度在 41~43℃，温度过低会引起患者不适，温度过高则可能烫伤阴道黏膜。

3. 操作中应注意保护患者隐私、动作轻柔，注意人文关怀。

4. 注意无菌操作，避免交叉感染。

5. 阴道冲洗禁忌证：宫颈癌患者有活动性出血者、月经期、产后或人工流产术后宫口未闭阴道出血者。

【思考与练习】

1. 阴道冲洗的目的是什么？

2. 常见的阴道冲洗液有哪些？各适应何种疾病？

3. 冲洗外阴前为什么要先放出少许冲洗液？

项目十七　新生儿沐浴

【学习目标】

1. 能正确说出新生儿沐浴的目的、新生儿沐浴时保障新生儿安全的方法。
2. 能正确为新生儿进行沐浴。
3. 能够识别新生儿脐部异常的表现。
4. 严格执行无菌操作，操作过程中动作轻柔。

【导入案例】

何女士之子，胎龄 39 周，神志清，肤色红，哭声响，T36.2℃，HR130 次/分，R40 次/分，出生体重 3.1kg，Apgar 评分为 10 分。今天为出生后第 2 天，请为该新生儿进行沐浴。

【评分标准】

程序	规范项目	分值	评分标准	扣分	得分
操作前准备（20分）	1. 仪表端庄，着装整洁	2	一处不符合要求扣 1 分		
	2. 核对医嘱、治疗单	3	未核对扣 3 分，一处不符合要求扣 1 分		
	3. 床旁核对，解释，评估： (1)评估新生儿身体状况及生命体征等 (2)与产妇或监护人沟通，解释操作目的。新生儿沐浴前 1 小时不进食 (3)沐浴环境整洁、舒适，光线充足	6	未评估扣 4 分，评估不全一项扣 2 分，未解释扣 2 分		
	4. 洗手，戴口罩	2	一处不符合要求扣 1 分		
	5. 用物准备：沐浴设施，浴巾，小毛巾，尿布，清洁衣服，沐浴液，爽身粉，磅秤，75%酒精	3	少一件或一件不符合要求扣 1 分		
	6. 环境准备：关门窗，调节室温在 26～28℃，播放柔和的轻音乐	4	一处不符合要求扣 1 分		

程序	规范项目	分值	评分标准	扣分	得分
操作流程（65分）	1. 核对：产妇的床号、姓名、年龄，新生儿出生的时间、性别、体重	4	核对每漏一项扣1分		
	2. 解释操作目的及注意事项，取得母亲及家属的配合	4	解释不全扣2分		
	3. 将新生儿轻放于沐浴台上，解开包被检查手圈（再次核对）	2	一处不符合要求扣1分		
	4. 脱衣服，撤去尿布（注意保暖）	4	一处不符合要求扣2分		
	5. 检查全身情况：皮肤、口腔、脐部、臀部有无感染或破损，测量体重	6	一处不符合要求扣1分		
	6. 测水温38～40℃	4	水温不符合要求扣4分		
	7. 清洗步骤，抱起新生儿，放在沐浴池内的软垫上：①先用小毛巾洗净双眼、鼻子、口周及脸部、双耳；②用水湿润头发和全身后，用少许浴液搓成泡沫，依次涂于新生儿头、颈、上肢、腋下、躯干，接着涂抹腹股沟、臀部和下肢，注意皮肤皱褶处；③用水冲净皮肤和头发	10	未洗脸、洗头各扣2分，未洗身体扣6分，一处不符合扣1分		
	8. 全身护理：将新生儿抱至沐浴台上，用浴巾包裹并擦干全身，在颈部、腋下和腹股沟等处扑婴儿爽身粉	6	一处不符合要求扣2分		
	9. 脐部护理：更换脐部敷料，臀部可涂鞣酸软膏，有皮肤、口腔、脐部感染及红臀者局部涂药	6	一处不符合要求扣2分		
	10. 给新生儿穿上衣服，垫好尿布	4	一处不符合要求扣1分		
	11. 检查、核对手圈，字迹脱落及时补上	4	一处不符合要求扣2分		
	12. 裹好包被，交给母亲	3	一处不符合要求扣1分		
	13. 交代注意事项，如有不适及时告知	4	一处不符合要求扣2分		
	14. 洗手，记录	4	一处不符合要求扣2分		
操作后评价（15分）	1. 按消毒技术规范分类整理使用后的物品	3	一处不符合要求扣2分		
	2. 严格核对，操作动作谨慎、轻柔，注意沟通，体现人文关怀	6	一处不符合要求扣2分		
	3. 全过程动作熟练、规范，符合操作原则	6	一处不符合要求酌情扣1～2分		
操作总时间：20分钟，时间到即停止操作，未完成的操作步骤不得分					

【操作流程、要点说明及沟通要点】

操作流程	要点说明	沟通要点
双人核对医嘱、治疗单	·核对产妇床号、姓名、住院号、医嘱内容，新生儿出生时间、性别、体重	
评估新生儿及解释	·一般情况及生命体征	"您好，我是护士×××，请问您叫什么名字？""我是何××。""您好，何女士，请问您上次什么时候给宝宝喂的奶？""快两个小时了。""好的，我们一会儿要抱宝宝去洗澡，这样宝宝会舒适些。"
洗手，戴口罩	·符合洗手的要求与要点	
环境、用物准备	·调节室温在 26～28℃ ·调试水温至 38～40℃	
核对评估新生儿	·核实新生儿身份信息	
将新生儿轻放于沐浴台上，解开包被检查手圈	·再次核对	
脱衣服，撤去尿布	·注意保暖	
检查全身情况，测量体重	·检查皮肤、口腔、脐部、臀部有无感染或破损	
测水温	·水温 38～40℃	
抱起新生儿，放在沐浴池内的软垫上，开始清洗：①先用小毛巾洗净双眼、鼻子、口周及脸部、双耳；②浴水湿润头发和全身后，用少许浴液搓成泡沫依次涂于新生儿头、颈、上肢、腋下、躯干，接着涂抹腹股沟、臀部和下肢，注意皮肤皱褶处；③用浴水冲净皮肤和头发	·擦拭眼睛。用小毛巾由内眦向外眦擦拭（图 1-17-1） ·洗头。左手拇指和中指分别将左右耳廓向前反折，使双耳廓堵住外耳道口，为新生儿洗头（图 1-17-2），并擦干头部水分 ·移开大浴巾及尿布，轻放新生儿于温水中，让新生儿颈部枕于护士左手腕上并用手握住新生儿左上臂，换大毛巾按顺序洗颈部、胸腹、臂、手、腿、脚（图 1-17-3），给新生儿翻身使其趴在护士手臂上洗背部、臀部，必要时可用沐浴露擦洗	

续表

操作流程	要点说明	沟通要点
全身护理：将新生儿抱至沐浴台上，用浴巾包裹并擦干全身，在颈部、腋下和腹股沟等处扑婴儿爽身粉	·洗毕，迅速将新生儿抱出，用大浴巾包裹全身并将水分吸干（图1-17-4）	
脐部护理：更换脐部敷料，臀部可涂鞣酸软膏，有皮肤、口腔、脐部感染及红臀者局部涂药	·用75%乙醇擦净脐带残端，环形消毒脐带根部（图1-17-5），一般情况不宜包裹，保持干燥使其易于脱落 ·脐部有分泌物者，用2%碘酊、75%乙醇消毒	
整理	·为新生儿包上尿布，穿上衣服	
再次核对并记录	·字迹脱落及时补上	
抱回母亲身边，如有不适及时告知	·如有不适及时告知	"何女士，我已经给您的宝宝沐浴了，宝宝很喜欢洗澡，他现在好像要睡了，让他好好睡一觉吧，如宝宝有不适及时告诉我们。" "好的，谢谢您！"
按规定分类处理用物		

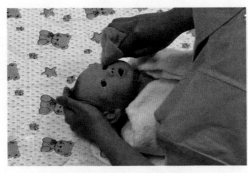

图1-17-1 擦拭眼睛

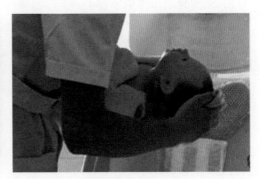

图1-17-2 洗头

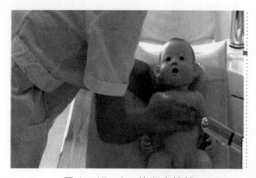
图 1 - 17 - 3 按顺序擦拭

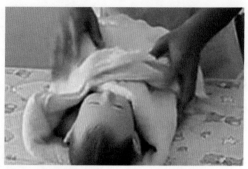
图 1 - 17 - 4 用大浴巾包裹

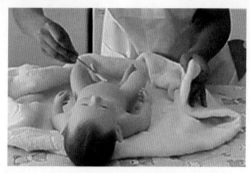
图 1 - 17 - 5 脐部护理

【注意环节】

1. 严格执行核对制度，操作前与母亲核对，操作中解开包被核对手圈，操作后交给母亲时核对。

2. 护士操作前需要修剪指甲，洗净双手。

3. 操作时动作谨慎、轻柔。

(1)温度应适应，室温 26 ~ 28℃，水温 38 ~ 40℃。

(2)水流、水压勿大，不可直接对着新生儿皮肤冲洗，防止浴水进入耳道、鼻腔及浸湿脐部。

(3)沐浴液、爽身粉不得误入眼睛。

(4)护士在为新生儿沐浴时手不得离开新生儿的身体。

(5)沐浴过程中要注意观察新生儿面色、呼吸、皮肤和全身情况。

【思考与练习】

1. 为新生儿沐浴时护士为什么要修剪指甲，洗净双手？

2. 检查新生儿的全身情况包括哪些方面？

3. 为新生儿清洗的操作顺序是什么？

项目十八　新生儿抚触

【学习目标】

1. 能正确说出新生儿抚触的目的。
2. 能够正确为新生儿进行抚触训练。
3. 为新生儿进行抚触时能够与新生儿进行感情交流。
4. 保证新生儿的安全，动作轻柔。

【导入案例】

产妇刘某，于4天前顺利产下一足月男婴，现新生儿一般情况良好，无异常。请按照正确手法为新生儿实施抚触护理。

【评分标准】

程序	规范项目	分值	评分标准	扣分	得分
操作前准备（20分）	1. 仪表端庄，着装整洁	2	一处不符合要求扣1分		
	2. 核对医嘱、治疗单	5	未核对扣5分，一处不符合要求扣1分		
	3. 床旁核对，解释，评估： （1）了解新生儿身体状况，新生儿家属及抚触的认知及合作程度 （2）评估抚触室环境整洁，光线充足，室温适宜 （3）抚触环境整洁、舒适，光线充足	6	未评估扣4分，评估不全一项扣2分，未解释扣2分		
	4. 洗手，戴口罩	2	一处不符合要求扣1分		
	5. 用物准备：室温计1个，尿布1块，润肤油，小儿衣服，大毛巾1条	3	少一件或一件不符合要求扣1分		
	6. 环境准备：关门窗，调节室温在28~30℃，可播放一些柔和、有节奏的音乐。	2	一处不符合要求扣1分		

程序	规范项目	分值	评分标准	扣分	得分
操作流程（65分）	1. 核对：新生儿母亲的床号、姓名、年龄，新生儿出生时间、性别、体重	3	核对每漏一项扣1分		
	2. 解释操作目的及注意事项，取得母亲及家属的配合	3	解释不全扣2分		
	3. 将新生儿轻放于沐浴台上，解开包被，脱下衣服	2	一处不符合要求扣1分		
	4. 核对新生儿手圈	2	未核对扣2分		
	5. 检查全身情况：皮肤、口腔、脐部、臀部有无感染或破损，测量体重	3	一处不符合要求扣1分		
	6. 舒缓头面部：①两拇指指腹从眉间向两侧推向发际至太阳穴；②两拇指从下颌部中央向两侧以上滑行至耳前，让上下唇成微笑状；③一手托头，用另一手的指腹从前额发际抚向脑后，避开囟门；④最后示、中指分别在耳后乳突部轻压一下；⑤换手，同法抚摸另半部	10	一处不符合要求扣2分		
	7. 抚触胸部：两手分别从胸部的外下方（两侧肋下缘）向对侧上方交叉推进，至两侧肩部，在胸部划一个大的交叉，避开新生儿乳头	8	一处不符合要求扣2分		
	8. 抚触腹部：按顺序进行"I""L""U"三个步骤，示、中指依次从新生儿的右下腹至上腹向左下腹移动，呈顺时针方向画半圆	8	一处不符合要求扣2分		
	9. 抚触四肢：两手交替抓住新生儿的一侧上肢，从上臂至手腕轻轻滑行，然后在滑行的过程中从近端向远端分段挤捏。对侧及双下肢做法相同。用拇指指腹从新生儿掌面（脚跟）向手指（脚趾）两侧，轻轻提拉每个手指（脚趾）	8	一处不符合要求扣2分		
	10. 抚触背部：以脊椎为中分线，双手分别平行放在脊椎两侧，往相反方向重复移动双手；从背部上端开始渐至臀部，最后由头顶沿脊椎抚触至骶部、臀部	8	一处不符合要求扣2分		

续表

程序	规范项目	分值	评分标准	扣分	得分
操作流程（65分）	11. 给新生儿包上尿布，穿上衣服	2			
	12. 检查、核对手圈，字迹脱落及时补上	2	一处不符合要求扣2分		
	13. 裹好包被，交给母亲	2	一处不符合要求扣1分		
	14. 交代注意事项，如有不适及时告知	2	一处不符合要求扣2分		
	15. 洗手，记录	2	一处不符合要求扣2分		
操作后评价（15分）	1. 按消毒技术规范分类整理使用后物品	3	一处不符合要求扣2分		
	2. 严格核对，操作动作谨慎、轻柔，注意沟通，体现人文关怀	6	一处不符合要求扣2分		
	3. 全过程动作熟练、规范，符合操作原则	6	一处不符合要求酌情扣1~2分		
操作总时间：15分钟，时间到即停止操作，未完成的操作步骤不得分					

【操作流程、要点说明及沟通要点】

操作流程	要点说明	沟通要点
双人核对医嘱、治疗单	核对产妇床号、姓名、住院号、医嘱内容，新生儿出生时间、性别、体重	
评估新生儿及解释	·一般情况及生命体征	"您好，我是护士×××，请问您叫什么名字？""我是刘××。""您好，刘女士，请问您上次什么时候给宝宝喂的奶？""快两个小时了。""好的，我们一会儿要抱宝宝去做抚触，这样可以促进宝宝生长。"
洗手，戴口罩	·符合洗手的要求与要点	
环境、用物准备	·调节室温在28~30℃	
核对新生儿	·核实新生儿身份信息	
将新生儿轻放于操作台上，解开包被，检查手圈	·再次核对	
脱衣服，撤去尿布	·注意保暖	
检查新生儿全身情况	·检查皮肤、口腔、脐部、臀部有无感染或破损	

操作流程	要点说明	沟通要点
抚触流程： （1）两拇指腹从前额中央推至两侧（图1-18-1） （2）两拇指从下颌中央向外侧向上滑动画一个笑容（图1-18-2） （3）两手从前额发际抚向脑后，最后两中指分别按在耳后乳突处，完成头部抚触 （4）两手分别从胸部的两侧肋缘滑向对侧肩部，两手交替进行胸部抚触 （5）双手交替按顺时针方向在腹部画半圆，用右手指腹从右上腹滑向右下腹画一个英文字母"I"，由右上腹经左上腹滑向左下腹画一个倒的"L"（LOVE），由右下腹经右上腹、左上腹滑向左下腹画一个倒的"U"（YOU），结束腹部抚触（图1-18-3） （6）双手交替旋转从上肢近端向远端滑行达腕部（图1-18-4），再从近至远抚触手掌，然后提捏手指各关节（图1-18-5）。同法抚触下肢（图1-18-6） （7）新生儿呈俯卧位，以脊柱为中点，双手食、中、无名指腹向外滑行，然后从上到下抚触脊柱两侧（图1-18-7、1-18-8）	·护士将按摩油倒在掌心，两掌相搓，润滑和温暖双手，按下列顺序轻轻按摩：前额→下颌→头→胸→腹→上、下肢→背→臀 ·进行抚触时能够与新生儿进行感情交流 ·每一个操作重复5~8次。全身抚触每次以15分钟为宜	

续表

操作流程	要点说明	沟通要点
整理	·为新生儿包上尿布，穿上衣服	
再次核对并记录	·字迹脱落及时补上	
抱回母亲身边，如有不适及时告知	·如有不适及时告知	"刘女士，我已经给您的宝宝进行了抚触，宝宝很喜欢，他现在好像要睡了，让他好好睡一觉吧，如宝宝有不适及时告诉我们。""好的，谢谢您！"
按规定分类处理用物		

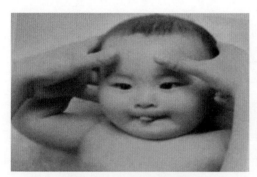

图 1-18-1　前额抚触

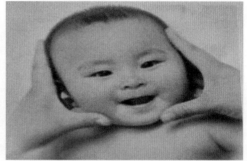

图 1-18-2　下颌抚触

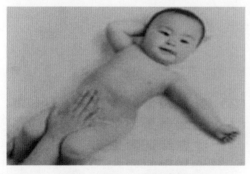

图 1-18-3　腹部抚触

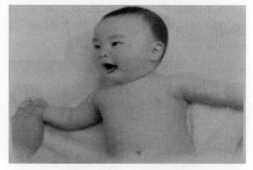

图 1-18-4　腕部抚触

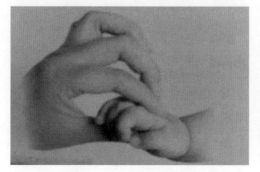

图 1-18-5　提捏关节

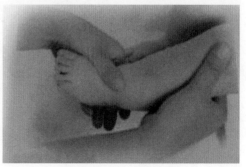

图 1-18-6　下肢抚触

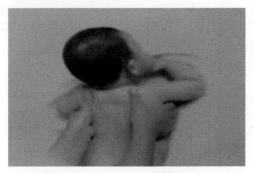

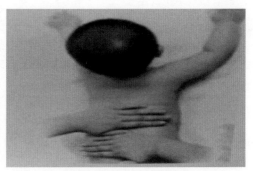

图 1 - 18 - 7   抚触脊柱两侧   图 1 - 18 - 8   背部抚触

【注意环节】

1. 严格执行核对制度，操作前与母亲核对，操作中解开包被核对手圈，操作后交给母亲时核对。

2. 操作时动作谨慎、轻柔。

(1)抚触前，操作者应温暖双手并适当涂润滑油。

(2)抚触腹部时，注意避开脐部。

(3)按摩眉头、眼窝、人中时，防止润滑油进入眼睛、口鼻。

(4)注意保证新生儿安全。

3. 每次抚触时间为 15 分钟，每天 3 次。

【思考与练习】

1. "I"型、"L"型、"U"型的腹部抚触手法如何进行？

2. 抚触的操作顺序是什么？

第二篇

老年服务常用日常照料篇

项目一 使用轮椅转运老年人

【学习目标】

1. 能够正确协助老人转移至轮椅。
2. 能规范使用轮椅转运老人。
3. 在训练的整个过程中，体现爱伤观念，提高护理专业服务质量。

【导入案例】

10 床，李×，女，70 岁。主诉：右侧肢体活动障碍 1 年。检查：T36.3℃，P80 次/分，R20 次/分，BP126/68mmHg，神志清楚，对答切题，右侧肢体活动障碍，右侧肢体肌张力增高，肌力Ⅱ级。诊断：脑梗死后遗症。操作项目：使用轮椅转运老年人。

【评分标准】

程序	规范项目	分值	评分标准	扣分	得分
操作前准备（20分）	1. 仪表端庄，着装整洁	2	一处不符合要求扣1分		
	2. 环境宽敞整洁，无障碍	3	一处不符合要求扣1分		
	3. 床旁解释，评估： （1）询问老人身体状况 （2）评估老人肢体活动能力 （3）解释操作目的，取得老人配合	6	未评估扣4分，评估不全一项扣2分，未解释扣2分		
	4. 洗手	2	一处不符合要求扣1分		
	5. 用物准备：两个软枕、一条小毛毯、轮椅一辆	3	少一件或一件不符合要求扣1分		
	6. 检查轮椅性能是否完好	4	一处不符合要求扣1分		
操作流程（65分）	1. 携用物至床旁，询问老人需求，是否需要大小便等	3	一处不符合要求扣1分		
	2. 推轮椅至床尾，与床边呈30°~45°角	2	一处不符合要求扣1分		
	3. 固定轮椅刹车	5	不固定扣3分，一处不符合要求扣2分		

程序	规范项目	分值	评分标准	扣分	得分
操作流程（65分）	4. 协助老人坐在床边： （1）放下一侧护栏 （2）协助老人整理衣物 （3）协助老人将身体移向床边 （4）协助老人穿上防滑鞋 （5）协助老人坐在床边	5	未穿防滑鞋扣2分，一处不符合要求扣1分		
	5. 协助老人转移至轮椅上： （1）护理员右腿伸到老人两腿间，抵住老人患侧膝部 （2）护理员两手臂穿过老人腋下，环抱其腰部，夹紧，两人身体靠近 （3）护理员屈膝并嘱老人抬臀、伸膝，同时站起 （4）护理员以自己的身体为轴转运，将老人移至轮椅上 （5）协助老人靠椅背坐稳 （6）后背垫软枕 （7）系好安全带 （8）将老人双脚放于脚踏板上，双腿盖上小毛毯 （9）老人胸腹前塞大软枕，双手放在软枕上	15	未系安全带扣5分，一处不符合要求扣2分		
	6. 带上老人的水杯和纸巾	2	每缺少一项物品扣1分		
	7. 轮椅转运： （1）松开刹车，平稳前行 （2）出门转弯 （3）上坡 （4）下坡 （5）上台阶 （6）下台阶 （7）进电梯 （8）出电梯	18	转运方法一处不符合要求扣2分		
	8. 在转运过程中，随时观察、询问老人有无不适及需求，如有不适，停止操作，就近休息	2	不观察老人的反应扣2分，一处不符合要求扣1分		

续表

程序	规范项目	分值	评分标准	扣分	得分
操作流程（65分）	9. 转运结束，护理员询问老人坐轮椅的感受，以便改进操作方法	3	不询问感受扣3分，一处不符合要求扣2分		
	10. 推轮椅回居室，询问老人的需求	2	一处不符合要求扣1分		
	11. 老人暂坐轮椅上休息，固定刹车，确保安全	3	未固定扣3分，一处不符合要求扣1分		
	12. 操作结束，向老人致谢	2	一处不符合要求扣1分		
	13. 洗手	1	未洗手扣1分		
	14. 记录	2	未记录扣2分，不当一处扣1分		
操作后评价（15分）	1. 整理用物，将用后物品放回原位	2	一处不符合要求扣1分		
	2. 操作过程中注意节力原则，保护自身安全	3	未注意节力扣2分，一处不符合要求扣1分		
	3. 操作过程中注意保护老人安全	3	一处不符合要求扣1分		
	4. 言语通俗易懂，态度和蔼，沟通有效	2	态度、语言不符合要求各扣1分，沟通无效扣2分		
	5. 全过程动作熟练、规范，符合操作原则	5	一处不符合要求酌情扣1~2分		

操作总时间：10分钟，时间到即停止操作，未完成的操作步骤不得分

【操作流程、要点说明及沟通要点】

操作流程	要点说明	沟通要点
护理员准备		
环境准备		
评估老人：身体状况、肢体活动能力，解释操作目的，取得老人配合	·消除疑惑和不安全感，缓解紧张情绪 ·冬天评估老人肢体前应注意保暖，先温暖双手	"李奶奶，早上好！昨晚睡得好吗？""挺好的。""您现在身体感觉怎么样？有哪里不舒服吗？""没有。""今天天气挺好的，一会儿我推轮椅送您到外面晒太阳，呼吸新鲜空气好吗？""好的。""扶您起来之前我需要先检查你的肢体情况。""好的。""您左侧肢体活动能力正常，右侧肢体欠缺，您不要担心，一会儿我会协助您的，也希望您能配合我好吗？""好的。""请您稍等，我去准备用物。"

操作流程	要点说明	沟通要点
洗手		
用物准备		
检查轮椅性能		
携用物至床旁，询问老人的需求，是否需要大小便等		"李奶奶，我已经准备好用物了，请问您需要先大小便或有其他的需要吗？""没有。""那我现在就扶您起来。""好的。"
推轮椅至患侧床尾，与床边呈30°～45°角，固定轮椅刹车	·采用节力原则 ·固定轮椅刹车保证老人安全	
协助老人坐起： (1)放一侧护栏 (2)协助老人整理衣物 (3)将老人身体移至床边(先移上半身、再移下半身) (4)再将老人双脚移至床边上穿上防滑鞋 (5)协助坐起	·操作过程中随时注意观察老人，并询问有无不适	"李奶奶，我现在要掀开您的被子了，可能有点凉，马上就好。""好的。""我先协助您穿上衣裤，请您配合我将身体移到床边，我帮您穿上防滑鞋，我数1、2、3我们一起用力坐起来，好吗？""好的。""李奶奶，您感觉怎么样？有什么不舒服的吗？""没有。"
规范转移至轮椅： (1)护理员右腿伸到老人两腿间，抵住老人患侧膝部 (2)护理员两手臂穿过老人腋下，环抱其腰部。夹紧，两人身体靠近(图2-1-1) (3)护理员屈膝并嘱老人抬臀、伸膝，同时站起(图2-1-2) (4)护理员以自己的身体为轴转运，将老人移至轮椅上	·护理员采用节力原则将老人转移至轮椅上 ·操作过程中随时询问及观察老人有何不适	"李奶奶，现在我要扶您站起来了，请您配合我，好吗？""好的。""我现在要环抱住您的腰部，抵住您的患侧膝部，在我数1、2、3的同时，请您抬起臀部、伸直膝关节站起来，好吗？""好的。""1、2、3，李奶奶，您做得非常好，您现在站起来感觉有什么不舒服的吗？""没有""那现在我要将您抱扶至轮椅上了，请您配合我。""好的。"

续表

操作流程	要点说明	沟通要点
调整舒适体位： （1）协助老人靠椅背坐稳 （2）后背垫软枕 （3）系好安全带 （4）将老人双脚放于脚踏板上，双腿盖上小毛毯 （5）老人胸腹前塞大软枕，双手放在软枕上	·坐上轮椅给老人上好保护措施以保证安全 ·前后垫枕使老人更为舒适	"李奶奶，现在请您身体尽量往后坐，我给您在背后垫一个软枕，这样您会舒适些。再帮您系好安全带，请您将双脚放在脚踏板上。天气有点凉，我在您的腿上盖上小毛毯。最后，给您抱一个大软枕，会使您更舒适。"
带上水杯和纸巾	·外出时及时给老人提供生活所需	
轮椅转运： （1）松开刹车，平稳前行 （2）出门转弯 （3）轮椅上坡：面向前进方向，护理员紧握轮椅手柄，均匀、缓慢用力，两手臂保持伸直，身体前倾，平稳向上推（图2-1-3） （4）轮椅下坡：背向前进方向，护理员紧握轮椅手柄，缓慢倒退行走下坡（图2-1-4） （5）轮椅上台阶：面向前进方向，护理员脚踩踏轮椅后杠杆，抬起前轮，使前轮抬起移上台阶，双手抬手柄带起后轮，平稳移上台阶 （6）轮椅下台阶：背向前进方向，护理员抬起手柄，缓慢将后轮移至台阶下，再稍抬起前轮，缓慢移下台阶 （7）轮椅进出电梯：背向前进方向，进入电梯后要及时拉紧车闸固定轮椅	·转运过程中，随时观察、询问老人有无不适及需求，如有不适，停止操作，就近休息 ·转运过程中，注意观察前进及后退方向有无障碍物，保证老人安全 ·进入不平坦的道路要提前告知老人，缓慢前进	"李奶奶，现在我们要出去了，我先松开轮椅刹车。出门口需要转弯，请您把手脚摆放好。""好。""前方有一个坡，请您扶好扶手，我们要上坡了；现在要开始下坡，您现在感觉怎么样？有什么不适吗？""没有""那我们继续前进，前方有一个台阶，我们需要上、下台阶，请您扶好扶手。现在要进电梯了，请您把双手往里放，以防碰伤，我们现在要坐电梯到一楼，我要固定轮椅刹车，以防电梯运行中轮椅自行滑动，电梯在运行过程中如果有什么不适请您及时告知我好吗？""好的。""电梯已经到一楼了，我们要出去了，请您放好手脚。""好。""我们到花园了，李奶奶，您需要喝点水或者有其他什么需要吗？""没有。"

续表

操作流程	要点说明	沟通要点
【情境导入】外出1小时后，观察老人出现了轻微的疲劳，征得老人同意后，返回居室。		
转运结束： (1)护理员询问老人坐轮椅的感受及需求，以便改进操作方法 (2)老人暂坐轮椅上休息，固定刹车 (3)操作结束后向老人致谢	·总结经验，为老人提供更好、更优质的护理服务 ·体现关爱老人	"李奶奶，您感觉累吗？""我现在推您回房间。""您需要大小便或有其他需要吗？""没有。""午餐时间到了，您暂时坐轮椅上休息一会儿可以吗？""可以的。""好的，我帮您固定好刹车，非常感谢您今天的配合！"
洗手记录：洗手，记录外出活动的方法、时间和老人的反应		
用物处置：将用后物品放回原位		

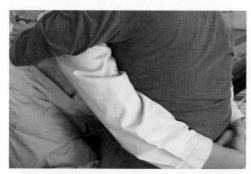

图2-1-1 环抱老人腰部

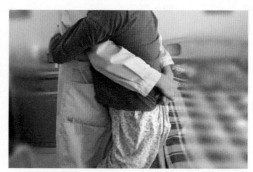

图2-1-2 抱扶老人站立

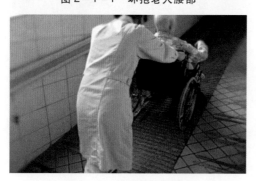

图2-1-3 推轮椅上坡

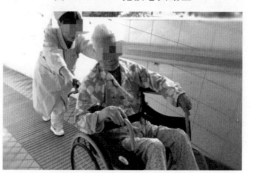

图2-1-4 推轮椅下坡

【注意环节】

1. 充分考虑老人的身体状况，每次乘坐轮椅时间不可过长，轮椅的坐垫要舒适，每隔 30 分钟，护理员要协助老人站立或适当变换体位，避免臀部长期受压造成压疮。

2. 外出时，根据老年人需求协助饮水等。

3. 抱扶老人坐起轮椅时注意老人的肢体，避免碰伤、扭伤，天气寒冷时可用毛毯盖在老人腿上保暖。

4. 轮椅转运过程中观察道路前后情况，随时注意老人的手脚、面色，询问老人有无不适。

5. 轮椅转运过程中，要力求平稳移动轮椅，避免突然加速、减速和改变方向，避免大的车体震荡，防止意外的发生。

6. 使用轮椅过程中要注意与老人交流，事先向老人说明前进方向、注意事项等。

【思考与练习】

1. 如何预防轮椅转运过程中老人出现的安全意外，如肢体刮伤、碰伤等？

2. 转运过程中老人出现面色苍白、发绀、意识不清等症状时应如何处理？

项目二　为卧床老年人更换床单

【学习目标】

1. 能正确说出卧床老年人更换床单法的目的及注意事项。
2. 能熟练掌握卧床老年人更换床单法，动作轻巧、稳重、准确。
3. 操作规范、程序清楚，铺床效果好。
4. 在操作中能正确运用节力原则，省时省力。
5. 在操作中能与老年人进行良好的沟通交流，并正确对老年人进行健康教育。

【导入案例】

1床，叶×，男，85岁。主诉：头晕、全身乏力一周。检查：神志清楚，面色苍白，活动无耐力。T36.2℃，P82次/分，R19次/分，BP131/74mmHg。诊断：贫血。操作项目：为卧床老年人更换床单。

【评分标准】

程序	规范项目	分值	评分标准	扣分	得分
操作前准备（15分）	1. 仪表端庄，着装整洁	3	一处不符合要求扣1分		
	2. 环境准备：室内整洁、温湿度适宜、关闭门窗、必要时用屏风遮挡	2	一处不符合要求扣1分		
	3. 护士准备：服装整洁，戴口罩、洗净双手	4			
	4. 老年人准备： （1）评估老年人身体活动情况 （2）解释操作目的，取得配合	4	未评估扣2分，评估不全一项扣1分，未解释扣2分		
	5. 物品准备：扫床车、床刷（外套清洁刷套）、生活垃圾桶、清洁床单、软枕	2	少一件或一件不符合要求扣1分		
操作流程（65分）	1. 解释沟通： （1）备齐用物，推车置于床尾 （2）向老年人解释，取得配合	4	少一项或一件不符合要求扣1分		
	2. 更换床单： （1）护理人员站立在床右侧，协助老年人翻身向对侧，垫软枕	3	一处不符合要求扣1分		

程序	规范项目	分值	评分标准	扣分	得分
操作流程（65分）	（2）盖好被子	1	不符合要求扣1分		
	（3）松解近侧污染床单，向对侧卷起置于老年人身下	6	不符合要求扣2分		
	3. 扫床： （1）使用床刷从床头中线处开始清扫，从床头扫至床尾 （2）每扫一刷重叠上一刷1/3	8	一项不符合要求扣2分		
	（3）床刷污染面向下，放在护理车下层	2	不符合要求扣1分		
	4. 铺清洁床单： （1）清洁床单对齐床中线，铺好近侧床单 （2）余下一半内卷塞于老年人身下	4	一处不符合要求扣2分		
	（3）分别将近侧床单及床尾边缘部分45°反折于床褥下 （4）床单中间部分反折床垫下，绷紧床单，铺平	4	一处不符合要求扣1分		
	（5）撤掉软枕，将老年人向近侧翻身平卧，由平卧向近侧转移，侧卧于清洁床上，盖好盖被，立床栏	8	一处不符合要求扣2分，未立床栏扣6分		
	5. 取对侧污染床单： （1）推车转至对侧床头 （2）松解床单，向上卷收，放入污衣袋内	6	一处不符合要求扣2分		
	6. 清扫对侧床褥： （1）使用床刷清洁面，从床头中线处依次向下向外清扫褥垫 （2）每扫一刷重叠上一刷1/3 （3）清扫完毕，撤下刷套，放在车下层	4	一处不符合要求扣1分		
	7. 铺对侧清洁床单： （1）从老年人身下将清洁床单拉出，平整铺于床褥上 （2）分别将近侧床单及床尾边缘部分45°反折于床褥下 （3）床单中间部分反折于床垫下，绷紧床单，铺平 （4）协助老年人平卧，盖好被子 （5）立床栏，询问感觉	10	一外不符合要求扣2分		

续表

程序	规范项目	分值	评分标准	扣分	得分
操作流程（65分）	8. 整理用物 （1）操作后开窗通风，洗净双手 （2）更换下的污染床单统一送洗衣房清洗	5	一处不符合要求扣1分		
操作后评价（20分）	1. 注意事项： （1）操作轻柔，不过多暴露老年人身体，以免受凉 （2）协助老年人翻身时，注意安全，防止坠床 （3）扫床时，每扫一刷要重叠上一刷的1/3 （4）一床一刷套，不可重复交叉使用	10	一处不符合要求扣1~2分		
	2. 综合评价 （1）认真、准确评估老年人身体状况 （2）沟通要体现人文关怀 （3）操作过程动作轻柔、准确、熟练、安全	10	态度、语言不符合要求各扣1分，沟通无效扣2分		
操作总时间：8分钟，时间到即停止操作，未完成的操作步骤不得分					

【操作流程、要点说明及沟通要点】

操作流程	要点说明	沟通要点
环境准备 护理人员准备		
老年人准备	·评估老年人身体活动情况及配合情况	"叶爷爷，早上好。""待会儿给您换清洁床单，您能配合我吗？""我检查一下您背部皮肤的情况。""您需要我协助您大小便吗？""您先休息，我去准备用物。"
洗手，戴口罩		
用物准备		
操作前沟通	·解释，取得合作。消除不安感，缓解紧张情绪	"叶爷爷，现在开始给您换床单，好吗？"

操作流程	要点说明	沟通要点
协助老年人翻身向对侧侧卧，垫软枕	·充分利用老年人现有功能合作完成，达到省力原则	"叶爷爷，您右手抓住左边床栏，我协助您翻身向对侧。""您有什么不舒服，请及时告诉我。"
撤出床单，清扫近侧床褥		
铺近侧清洁床单（图2-2-1）		
撤掉软枕，将老年人向近侧翻身，侧卧于清洁床单上		"叶爷爷，我已经换好这边的床单了。""请您平卧，我把您的枕头移到右边，您左手抓住右边床栏，我协助您向右侧翻身。您做得很好。"
取出污染床单（图2-2-2）		
清扫床褥		
铺清洁床单		
协助老年人平卧于床中线，盖好被子，立起床档，询问感觉	·询问感受体现关爱，立起床栏保证老年人安全	"叶爷爷，床单我换好了。""您配合得很好，谢谢您！您还有什么需要吗？""请您好好休息。"
整理用物 洗净双手		

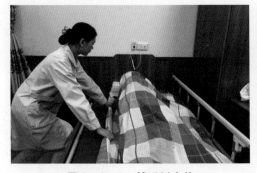
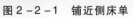

图2-2-1 铺近侧床单

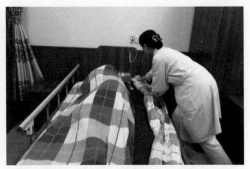

图2-2-2 取出污染的床单

【重点环节】

1. 符合铺床的原则，铺床单平整、美观。
2. 老年人感觉舒适、安全。

3. 与老年人进行有效沟通。

【思考与练习】

1. 在更换床单时如何保证老年人安全?
2. 为不能翻身侧卧的老年人如何更换床单?

项目三 应对老年人Ⅰ度烫伤

【学习目标】

1. 能正确判断烫伤的程度。
2. 能规范完成对老年人烫伤进行应急处理的全过程。
3. 在操作中能与老年人进行良好的沟通交流，并对老年人进行健康教育。
4. 在操作的整个过程中，体现人文关怀，提高护理服务质量。

【导入案例】

5床，周×，男，75岁。主诉：左手手背不慎被热水烫伤3分钟。检查：神志清楚，T36.5℃，P88次/分，R20次/分，BP132/74mmHg。左手背皮肤潮红，面积3cm×4cm，无水疱，有疼痛感，无头晕。诊断：Ⅰ度烫伤。操作项目：应对老年人Ⅰ度烫伤。

【评分标准】

程序	规范项目	分值	评分标准	扣分	得分
操作前准备（20分）	1. 仪表端庄，着装整洁	2	一处不符合要求扣1分		
	2. 评估： (1)评估烫伤面积、深度 (2)查看局部皮肤颜色 (3)询问老年人感受 (4)向老年人解释操作目的，取得配合	8	未评估扣4分，评估不全一项扣2分，未解释扣2分		
	3. 洗手，戴口罩	2	一处不符合要求扣1分		
	4. 用物准备： (1)治疗车上层：手消毒液、水盆（内盛冷水）、毛巾、烫伤膏类药物、棉签、记录单、笔 (2)治疗车下层：医疗垃圾桶、生活垃圾桶	8	少一件或一件不符合要求扣1分		

程序	规范项目	分值	评分标准	扣分	得分
操作流程（65 分）	1. 携用物至老年人床旁，协助老年人坐床旁椅	5	一处不符合要求扣 2 分		
	2. 放置冷水盆在老年人面前，告知老年人操作目的，协助老年人将烫伤肢体浸泡于冷水中（烫伤部位必须全部浸泡于冷水中）	12	烫伤部位没有全部浸泡于冷水中扣 8 分，一处不符合要求扣 2 分		
	3. 观察"冷却治疗"时烫伤部位的颜色、疼痛感的变化，注意为老年人保暖，以免着凉	6	一处不符合要求扣 2 分		
	4. 冷却治疗时间 30 分钟，浸泡结束后使用小毛巾轻擦水渍	10	冷却治疗时间未达 30 分钟扣 8 分，未擦干水渍扣 2 分		
	5. 观察局部皮肤颜色	4	未观察局部皮肤颜色扣 4 分		
	6. 核对检查烫伤膏药物情况，使用棉签蘸取适量药膏	6	一处不符合要求扣 2 分		
	7. 告知使用药物的目的，在烫伤部位轻涂烫伤膏药物	4	一处不符合要求扣 2 分		
	8. 询问老年人感受，交代注意事项	10	未询问或未交代注意事项各扣 5 分，交代不全一项扣 2 分		
	9. 协助老年人上床取舒适卧位，整理床单位及用物，致谢	4	一处不符合要求扣 1 分		
	10. 洗手	2	未洗手扣 2 分		
	11. 记录	2	未记录扣 2 分，不当一处扣 1 分		
操作后评价（15 分）	1. 按消毒技术规范分类整理使用后物品	3	一处不符合要求扣 1 分		
	2. 正确指导老年人 （1）告知烫伤部位可能造成的不适感 （2）告知操作过程中的不适及配合方法 （3）指导老年人注意安全，避免再次烫伤 （4）指导老年人注意保护烫伤部位皮肤，避免抓、挠，以免局部皮肤破溃，造成感染	5	未指导扣 5 分，指导不全一项扣 1 分		
	3. 言语通俗易懂，态度和蔼，沟通有效	2	态度、语言不符合要求各扣 1 分，沟通无效扣 2 分		
	4. 全过程动作熟练、规范，符合操作原则	5	一处不符合要求酌情扣 1~2 分		
操作总时间：15 分钟，时间到即停止操作，未完成的操作步骤不得分					

【操作流程、要点说明及沟通要点】

操作流程	要点说明	沟通要点
迅速到达现场，立即帮助老年人脱离危险环境，评估老年人烫伤程度	·护理人员保持镇静，消除老年人疑惑和不安全感，缓解紧张情绪	"周爷爷，您被开水烫到左手背是吗？还有别的地方烫到吗？您能站起来吗？""你不要紧张，我先扶您到椅子上坐。""我看看您的左手，您的手背有少许潮红，无水疱，无破溃，属于 I 度烫伤，现在感觉怎么样？很痛是吗？您不用太担心，我马上给您做冷却治疗。"
洗手，戴口罩		
用物准备		
携用物到床边，解释操作目的，指导配合方法，将老年人的烫伤肢体置于冷水中浸泡（图 2-3-1）	·告知老年人冷却治疗的方法及目的 ·视情况为老年人做好保暖	"先把左手放入冷水中，冷水要没过受伤部位，浸泡 30 分钟可以起到消肿、止痛、防止起水疱的作用。""您感觉到冷吗？""为了避免下次出现这种意外，您想饮水时可以按铃呼叫我们来协助您。"
30 分钟后结束冷却治疗，擦干水渍，观察局部皮肤颜色，询问感受	·冷却治疗中应随时注意观察效果，体现关爱老年人（必要时添加冷水）	"周爷爷，现在浸泡 15 分钟了，您觉得怎么样？我看一下您的受伤部位，您现在觉得怎么样？""30 分钟到了，您手背皮肤已经没有那么潮红了，也没有水疱，您现在感觉好些吗？我为您擦干水渍。"
涂抹药物（图 2-3-2），交代注意事项	·涂抹药物时动作轻柔 ·交代注意事项，避免烫伤部位发生感染等	"周爷爷，现在给您涂抹烧伤膏，可以起到消肿、止痛的作用。""根据您的烫伤情况判断，大概需要 3~5 天就能痊愈，请您不要担心，我们会按时给您涂药，您不要抓挠患处，饮水时注意安全。"
协助老年人取舒适卧位休息	·安置好老年人，避免再次受伤	"我扶您上床休息，您的手背刚涂抹烫伤膏，请适当减少活动，避免碰撞再次受伤。待会儿医生会给您做进一步的检查，谢谢您的配合！"

续表

操作流程	要点说明	沟通要点
用物处置	·将物品送至处置室，分类处理	
洗手	·按七步洗手法洗净双手	
准确记录	1. 记录烫伤时间、原因 2. 记录烫伤面积、程度 3. 记录处理过程及老年人感受	

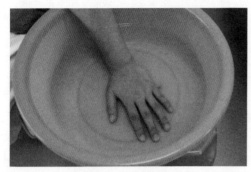
图2-3-1 冷却治疗

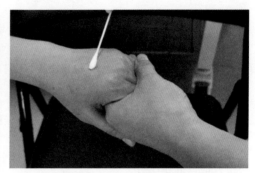
图2-3-2 涂抹烫伤膏

【重点环节】

1. 护理人员迅速到达现场，立即帮助老年人脱离危险环境。

2. "冷却治疗"在烫伤后立即进行，浸泡时间越早（5分钟内），水温越低（不能低于5℃）效果越好。

3. "冷却治疗"过程中注意为老年人做好保暖工作。

4. 若烫伤部位非手足，"冷却治疗"时将受伤部位用毛巾包好，再在毛巾上浇水或用冰块冷敷。

5. 伤处水疱已破，不可浸泡，以防感染；可用无菌纱布或干净手帕包裹冰块冷敷伤处周围，并立即就医。

6. 若穿衣服或鞋袜部位被烫伤，不要着急脱去被烫部位的鞋袜或衣裤以免造成表皮脱落，应先用冷水隔着衣裤或鞋袜浇到伤处后，再脱去鞋袜或衣裤，然后再进行"冷却治疗"。

7. 操作过程中，陪伴并安慰老年人，体现人文关怀，缓解老年人紧张的情绪。

8. "冷却治疗"为30分钟，期间随时更换冷水，询问老年人感受。

9. 操作后做好健康教育工作，避免再次出现烫伤。

10. 按时为老年人涂抹药物，直至痊愈。

【思考与练习】

1. 如何判断烫伤的程度？

2. 如烫伤部位在躯干，该如何进行冷却治疗？

项目四 帮助老年人进行穿脱衣服训练

【学习目标】

1. 能正确讲解穿脱衣服训练的目标、意义。
2. 能正确示范过程。
3. 能正确帮助老年人穿脱衣。
4. 在训练的整个过程中，保护老年人的安全，提高护理专业服务质量。

【导入案例】

6床，张×，女，75岁。主诉：因脑中风后导致左侧肢体偏瘫1年。检查：左侧肢体偏瘫，无头晕、头痛，T36.3℃，P80次/分，R18次/分，BP126/70mmHg，神志清楚，对答切题。诊断：脑梗死。操作项目：帮助老年人进行穿脱衣服训练。

【评分标准】

程序	规范项目	分值	评分标准	扣分	得分
操作前准备（20分）	1. 仪表端庄，着装整洁	2	一处不符合要求扣1分		
	2. 评估： (1)询问、了解老年人身体状况 (2)评估老年人上肢活动能力 (3)解释操作目的，取得配合	10	未评估扣4分，评估不全一项扣2分，未解释扣2分		
	3. 洗手	2	一处不符合要求扣1分		
	4. 用物准备：椅子、治疗车、训练服、记录单、笔、毛巾、手消毒液	6	少一件或一件不符合要求扣1分		
操作流程（65分）	1. 携用物至床旁，向老年人讲解训练方法	3	未讲解训练方法扣3分，一处不符合要求扣1分		
	2. 协助老年人坐椅子，操作者坐于老年人对面，讲解穿脱衣服训练要领（穿衣时先穿患侧，脱衣时先脱健侧）	6	讲解训练顺序不对扣6分，一处不符合要求扣1分		
	3. 操作者进行穿脱衣服示范	8	示范步骤错误扣8分，一处不符合要求扣1分		

续表

程序	规范项目	分值	评分标准	扣分	得分
操作流程（65分）	4. 穿衣训练： （1）操作者站在老年人患侧 （2）协助老年人穿患侧衣袖 （3）训练老年人用健侧手将衣领拉至患侧肩部 （4）健侧手由颈后抓住衣领拉向健侧肩部 （5）穿好后健侧手整理 （6）询问老年人感受，观察老年人反应	18	一处不符合要求扣2分		
	5. 脱衣训练 （1）操作者站在老年人健侧 （2）训练老年人健手从胸前抓住衣领 （3）先脱患侧衣袖一半使肩露出 （4）协助老年人脱健侧衣袖 （5）训练老年人用健侧手将患侧衣袖脱出完成脱衣动作 （6）询问老年人感受，观察老年人反应	18	一处不符合要求扣2分		
	6. 做好老年人保护工作	5	保护意识不强扣5分，一处不符合要求扣1分		
	7. 训练完毕，协助老年人取舒适坐位、整理用物，致谢	4	一处不符合要求扣1分		
	8. 洗手	1	未洗手扣1分		
	9. 记录	2	未记录扣2分，不当一处扣1分		
操作后评价（15分）	1. 按消毒技术规范分类整理使用后物品	3	一处不符合要求扣1分		
	2. 正确指导患者 （1）告知老年人训练的要领及配合的方法 （2）训练过程中经常鼓励老年人，帮助老年人树立信心 （3）操作过程中保护老年人的安全	5	未保护老年人安全扣5分，指导不全一项扣2分		
	3. 言语通俗易懂，态度和蔼，沟通有效	2	态度、语言不符合要求各扣1分，沟通无效扣2分		
	4. 全过程动作熟练、规范，符合操作原则	5	一处不符合要求酌情扣1~2分		
操作总时间：15分钟，时间到即停止操作，未完成的操作步骤不得分					

【操作流程、要点说明及沟通要点】

操作流程	要点说明	沟通要点
评估老年人身体状况，解释穿脱衣训练的目的及配合方法，确定目标	·耐心向老年人解释，鼓励老年人参加训练 ·通过训练，提高老年人的生活质量	"张奶奶，您好！为了促进您的康复，康复医生建议给您进行穿脱衣服训练，通过训练可以慢慢恢复您原有的肢体功能，以后可以自行穿脱衣服，提高您生活自理能力。""您能配合我吗？""我们定一个小目标，每天训练 1～2 次，每次训练 15～20 分钟，一周后您就能自己独立穿脱衣服，您对自己有信心吗？""现在我检查一下您上肢的活动情况，您左侧上肢活动不方便。""在训练前您还有其他需要吗？"
洗手		
用物准备		
携用物至床旁，向老年人讲解训练方法	·使用简单、通俗易懂的语言跟老年人进行交流，消除疑惑和不安全感，缓解紧张情绪	"张奶奶，我会将训练步骤进行分解，便于您学习，现在在我们开始训练，请您配合我好吗？"
协助老年人坐于椅子上，取舒适坐位，操作者坐于老年人对面，讲解穿脱衣服训练要领	·向老年人讲解训练的要领，可以让老年人熟悉训练的要点，更好地进入训练状态	"张奶奶，您这样坐着舒服吗？请您坐稳。""穿衣时先穿患侧，脱衣时先脱健侧。"
操作者示范穿脱衣训练方法	·示范穿脱衣	"现在我示范一次，您仔细看，首先我们将衣服露出左边衣袖，右手将左手放入左边衣袖，将衣袖往上拉至肩部，用右手绕过颈后将衣领拉至右边，然后右手伸入衣袖，整理衣服，系好扣子，穿衣就完成了，奶奶您看明白了吗？""接下来示范脱衣，首先用右手解开扣子，从左胸前将左侧衣领脱至左肩下，然后用右手将右边的衣领褪至右肩下，将右手从衣袖中抽出，再用右手将衣服从身后送至左侧，右手经前方将衣服完全从左侧肢体取下，张奶奶，您看明白了吗？""接下来我教您训练。"

操作流程	要点说明	沟通要点
帮助老年人进行穿衣训练： (1)操作者站在老年人患侧 (2)协助老年人穿患侧衣袖(图2-4-1) (3)训练老年人用健侧手将衣领拉至患侧肩部 (4)健侧手由颈后抓住衣领拉向健侧肩部(图2-4-2) (5)穿好后健侧手整理	·为保证老年人的安全，穿衣训练时应站在老年人的患侧，防止老年人重心不稳而跌倒等意外 ·训练过程中应耐心指导老年人	"您不用担心，我站在您的左边保护您，训练过程中如果有任何不舒服，请您及时告诉我。""首先用右手将左手放入左边衣袖，再将衣袖往上拉至肩部，接下来右手从颈后绕过将衣领拉至右边，然后右手伸入衣袖，整理衣服，系好扣子，张奶奶，您做得很好！"
询问老年人感受，观察老年人反应，可根据情况适当休息	·体现关爱老年人 ·注意观察老年人有无不适，如有不适应立即停下训练，稍作休息	"您现在感觉如何，有什么不舒服吗？如果觉得累，可以休息一会儿。"
帮助老年人进行脱衣训练： (1)操作者站在老年人健侧 (2)老年人健手从胸前抓住衣领 (3)先脱患侧衣袖一半使肩露出(图2-4-3) (4)协助老年人脱健侧衣袖(图2-4-4) (5)训练老年人用健侧手将患侧衣袖脱出，完成脱衣动作	·为保证老年人的安全，脱衣训练时站在老年人的健侧，防止老年人重心不稳而跌倒等意外 ·训练过程中应耐心指导老年人	"张奶奶，现在我们进行脱衣训练，我在您的右侧保护您，您先用右手将扣子解开，从左胸前将左侧衣领脱至左肩下，右手将右边的衣领褪至右肩下，将右手从衣袖中抽出。""下一步用右手将衣服从身后递至左侧，右手经前方将衣物完全从左侧肢体取下，脱衣就完成了。""奶奶，您觉得今天的训练怎么样？还有其他需要吗？""明天上午9点我再来陪您练习，好吗？请您好好休息，谢谢您的配合！"
询问老年人感受，观察老年人反应	·体现关爱老年人	
协助老年人取舒适坐位、整理用物，致谢	·物品分类处理	
洗手、记录	·记录训练时间 ·记录老年人训练效果	

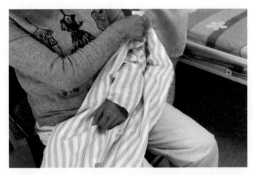

图 2-4-1　穿衣时，先穿患侧

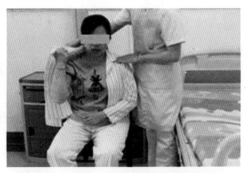

图 2-4-2　健侧手绕颈后抓住衣领

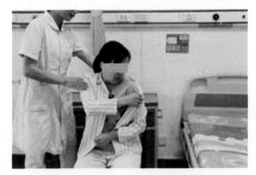

图 2-4-3　脱患侧衣袖一半使肩露出

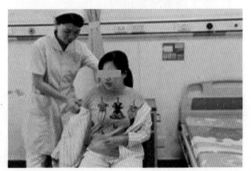

图 2-4-4　脱健侧衣袖

【重点环节】

1. 在进行训练时可将复杂的动作分解成若干单一动作，循序渐进，持之以恒。

2. 根据老年人每日训练的实际情况适当给予协助，但不可催促，不可代替。

3. 训练过程中经常鼓励老年人，帮助老年人树立信心，提高训练欲望，有说服力。

4. 穿衣时先穿患侧，脱衣时先脱健侧，步骤不能错误。

5. 训练衣服宽松适用，无破损。

6. 穿衣训练时操作者应站在老年人的患侧，脱衣训练时操作者应站在老年人的健侧，保护老年人的安全。

7. 训练过程中应随时询问老年人的感受，如有不适应立即停止训练，稍作休息。

【思考与练习】

1. 简述穿脱衣服训练的意义。

2. 简述穿脱衣服训练的注意事项。

项目五　指导老年人使用拐杖行走训练

【学习目标】

1. 能正确解释使用拐杖行走训练的目的。
2. 能规范指导老年人使用拐杖行走训练的方法。
3. 指导老年人训练过程中，体现安全保护，提高护理专业服务质量。

【导入案例】

12 床，张××，女，69 岁。主诉：左侧偏瘫半年。检查：神清，T36.5℃，P80 次/分，R20 次/分，BP135/80mmHg，左侧肢体偏瘫，行走困难。诊断：脑中风后遗症。训练项目：指导老年人使用拐杖行走训练。

【评分标准】

程序	规范项目	分值	评分标准	扣分	得分
操作前准备（20分）	1. 仪表端正，着装整洁	2	一处不符合要求扣1分		
	2. 环境准备：地面整洁、平坦、无积水、无障碍物	4	一处不符合要求扣1分		
	3. 评估、解释： (1)评估老年人的身体状况、肢体活动能力，确认可否进行训练 (2)向老年人解释训练目的及方法，以取得老年人配合	8	未评估扣4分，评估不全扣2分，未解释扣2分		
	4. 老年人准备：着装合体，穿防滑鞋	2	一处不符合要求扣1分		
	5. 物品准备：四角拐杖、安全腰带、毛巾、笔、记录单、免洗洗手液	4	少一件或不符合要求扣1分		
操作流程（65分）	1. 携用物到老年人床旁，解释训练目的	3	一处不符合要求扣1分		
	2. 讲解训练方法，示范	5	未示范扣3分，示范或讲解不符合要求扣2分		
	3. 为老年人系上安全腰带，教老年人健侧手正确握拐杖，扶助老年人平稳站立，调节拐杖高度，护理人员站在老年人患侧	8	未站在老年人的患侧扣5分，未系安全腰带扣1分，未调节高度扣2分		

程序	规范项目	分值	评分标准	扣分	得分
操作流程（65分）	4. 三点式和二点式行走训练： 三点式：拐杖→患侧脚→健侧脚 二点式：拐杖、患侧脚→健侧脚	20	指导行走训练顺序不按规范一项扣10分，未保护老年人安全一处不符合要求扣5分		
	5. 上下楼梯行走训练： （1）上楼梯：健侧脚→拐杖→患侧脚（护理人员站在老年人患侧后方一手扶托患侧手臂，另一手提拉安全腰带保护） （2）下楼梯：拐杖→患侧脚→健侧脚（站在老年人患侧前方双手托扶患侧前臂保护）	20	指导行走训练顺序不按规范一项扣10分，未保护老年人安全一处不符合要求扣5分		
	6. 行走训练结束：扶助老年人坐下休息，解开安全腰带，了解老年人行走训练的感受和使用拐杖中存在的问题	6	一处不符合要求扣1分		
	7. 洗手	1	未洗手扣1分		
	8. 记录	2	未记录扣2分，不当一处扣1分		
操作后评价（15分）	1. 物品按规范整理	3	一处不符合要求扣1分		
	2. 注意事项： （1）正确指导老年人使用拐杖行走训练的注意事项 （2）严格按行走顺序指导老年人使用拐杖行走训练 （3）行走中避免拉、拽老年人胳膊，以免造成跌倒和骨折 （4）随时观察老年人反应及其感受	5	一处不符合要求扣1分		
	3. 沟通交流：语言通俗易懂，态度和蔼，沟通有效	2	一处不符合要求酌情扣1~2分		
	4. 全过程操作规范，指导训练动作熟练、准确，操作过程中保护老年人安全	5	一处不符合要求酌情扣1~5分		
操作总时间：10分钟，时间到即停止操作，未完成的操作步骤不得分，操作过程中老年人跌倒，成绩即为零分					

【操作流程、要点说明及沟通要点】

操作流程	要点说明	沟通要点
沟通、评估老年人情况	·鼓励和肯定老年人，增强老年人的自信心	"张奶奶，您好！为了促进您的康复，今天我教您使用拐杖，现在先检查一下您的肢体情况，好吗？""我先去准备，待会儿指导您使用拐杖行走训练。"
环境准备		
用物准备	·检查拐杖把手是否松动，调节高度的按钮是否锁紧，橡胶垫是否完好 ·检查安全腰带是否结实牢固，安全扣是否完好	
携用物到老年人床旁，做好解释工作		"张奶奶，您好！待会儿我教您使用拐杖，方法很简单，学会后您就可以借助拐杖行走，利于您的康复。您能配合我吗？"
讲解训练方法，示范		"张奶奶，我先示范给您看如何使用拐杖，等下我会在您身旁指导您训练。"
为老年人系上安全腰带，教老年人健侧手正确握拐杖（图2-5-1），扶助老年人平稳站立，调节拐杖高度（图2-5-2）	·调节拐杖高度，老年人健侧手握拐杖把手，手臂会弯曲成150°的角为适宜的高度	"张奶奶，为了您的安全先给您系上安全腰带。""我协助您慢慢站起来。""您手握把手时，手臂弯曲成150°的角度，橡胶垫距您的脚15cm，这就是您使用拐杖的高度和距离。"
平地上三点式、二点式行走训练（图2-5-3）	·协助老年人行走时站在老年人的患侧保护老年人安全	"张奶奶，我们先训练平地行走，您向前移动拐杖，再移动左侧下肢，接着移动右侧下肢。""顺序为：拐杖—左脚—右脚。""张奶奶，您也可以将拐杖和左脚同时向前移动，再移动右脚。"

续表

操作流程	要点说明	沟通要点
上下楼梯行走训练(图2-5-4)(必要时用毛巾帮助老年人擦汗)	·上楼梯训练时站在老年人患侧后方一手扶托患侧手臂，一手提拉安全腰带保护 ·下楼梯训练时在老年人患侧前方双手托扶患侧前臂保护	"张奶奶，接着我们来训练上楼梯行走，您抬右脚上一个台阶，再移动拐杖，再上左脚。您放心，我在旁边协助您。""顺序为：右脚—拐杖—左脚。""张奶奶，您做得很好。现在训练下楼梯，您移动拐杖下台阶，然后下左脚，最后下右脚。""顺序为：拐杖—左脚—右脚。"
扶助老年人坐椅子上休息，解开安全腰带，了解老年人行走训练的感受和使用拐杖中存在的问题		"张奶奶，今天就训练到这里，您感觉这次训练难度怎么样？明天我们会增加训练时间，很快您就可以自己行走了。这拐杖您觉得合适吗？您还有什么需要我帮助的吗？谢谢您的配合。您先休息，明天我再来陪您训练。"
洗手、记录		

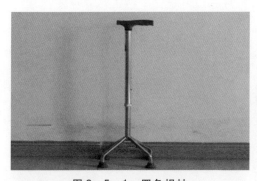

图2-5-1　四角拐杖

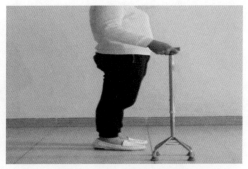

图2-5-2　调节拐杖高度

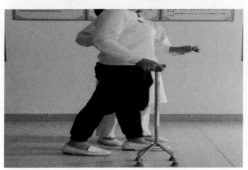

图2-5-3　二点式训练

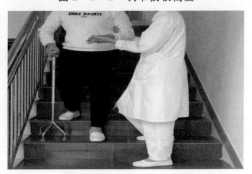

图2-5-4　下楼梯训练

【注意环节】

1. 评估老年人活动能力，训练循序渐进。
2. 规范讲解及示范训练行走顺序。
3. 老年人安全，能主动配合训练。
4. 耐心有效地指导老年人进行训练。

【思考与练习】

1. 在训练中如何保证老年人安全？
2. 老年人使用拐杖的高度以什么为标准？

项目六 指导肢体障碍老年人进行床上翻身的康复训练

【学习目标】

1. 能正确说出肢体障碍老年人进行床上翻身康复训练的目的及注意事项。
2. 能熟练掌握肢体障碍老年人进行床上翻身的康复训练动作。
3. 操作规范、程序清楚，注重功能体位。
4. 在操作中能正确指导以主动动作为主，被动动作为辅助。
5. 在操作中能与老年人进行良好的沟通交流，老年人愿意合作，并正确对老年人进行健康教育。

【导入案例】

2床，黄×，女，75岁。检查：神志清楚，精神好，语言表达清晰，对答切题，右侧肢体功能障碍。T36.2℃，P82次/分，R19次/分，BP131/74mmHg。诊断：脑血栓后遗症。操作项目：指导肢体障碍老年人进行床上翻身的康复训练。

【评分标准】

程序	规范项目	分值	评分标准	扣分	得分
操作前准备（15分）	1. 仪表端庄、着装整洁	2	一处不符合要求扣1分		
	2. 环境准备：安静整齐、温湿度适宜	2	一处不符合要求扣1分		
	3. 物品准备：护理床、床上用品、床头柜、护理车、软枕、毛巾、手消毒液、记录单、笔	4	少一件扣1分		
	4. 沟通： (1)了解老年人有无训练意愿 (2)做好解释，取得合作	2	一处不符合要求扣1分		
	5. 评估 (1)评估老年人身体状况 (2)检查肢体活动能力	5	一处不符合扣2分		

程序	规范项目	分值	评分标准	扣分	得分
操作流程(65分)	1. 介绍训练目标 (1)训练躯干旋转，缓解痉挛，提高老年人的床上生活自理能力 (2)改善患侧肢体的运动功能，防治并发症 2. 介绍训练内容：指导老年人在床上向患侧及健侧进行自主翻身动作的训练 3. 介绍训练时间 (1)每天训练至少2~3次 (2)每次不超过30分钟	6	一项不符合要求扣2分		
	4. 翻向健侧：(连续做2次) (1)打开床档，协助老年人取仰卧位 (2)健侧下肢屈髋屈膝，健侧脚插入患侧腿的下方勾住患肢 (3)双手叉握，健侧手握住患侧手 (4)患手拇指压在健侧拇指上，双上肢前伸90°	8	一处不符合要求扣2分		
	(5)头转向健侧方 (6)用健侧上肢的力量借助惯性作用，带动患侧上肢来回摆动2~3次后 (7)在身体旋转的同时，利用健侧膝部的力量带动患侧身体翻向健侧，调整为健侧卧位	8	一处不符合要求扣2分		
	5. 翻向患侧：(连续2次) (1)老年人取仰卧位 (2)健侧下肢屈髋、屈膝 (3)头转向患侧方	8	一处不符合要求扣1分		
	(4)双手叉握，健侧手握住患侧手拇指压在健手拇指上，手上肢前伸90°	6	一处不符合要求扣2分		
	(5)用健侧上肢的力量带动患侧 (6)上肢来回摆动2~3次后，借助惯性作用翻向患侧 (7)同时，健侧下肢跨向患肢前方，调整为患侧卧位	6	一处不符合要求扣2分		

程序	规范项目	分值	评分标准	扣分	得分
操作流程（65分）	6. 调整卧位 （1）训练完毕，调整老年人舒适的卧位，患侧在下 （2）患肩关节前伸稍内旋，患侧上肢伸展，下垫软枕	6	一处不符合要求扣1分		
	（3）健侧上肢自然位 （4）患侧下肢微屈，踝部凹陷处垫软枕	6	一处不符合要求扣3分		
	（5）健侧下肢呈迈步状，其小腿下垫软枕	3	一处不符合要求扣2分		
	（6）颈下垫一小软枕 （7）背后用大软枕支撑	2	一处不符合要求扣1分		
	（8）询问需求，整理床单位 （9）立床栏	4	一处不符合要求扣2分		
	7. 洗手、记录	2	一处不符合要求扣1分		
操作后评价（20分）	1. 注意事项 （1）护理员随时观察老年人的反应及其感受，随时为老年人擦净汗液，避免老年人着凉 （2）及时与老年人沟通，感到老年人表现有进步时应及时给予鼓励 （3）根据老年人肢体障碍情况选择不同的康复训练项目 （4）护理员要尊重、理解肢障老年人，鼓励老年人及家属主动参与积极配合训练	10	一项符合要求扣2分		
	2. 总体评价 （1）指导训练动作熟练、准确、操作规范 （2）交流语言通俗易懂，礼貌、亲切 （3）操作过程中保护老年人安全	10	一处不符合要求酌情扣1～3分		

操作总时间：15分钟，时间到即停止操作，未完成的操作步骤不得分

注：操作中发生老年人坠床情况，成绩即为零分

【操作流程、要点说明及沟通要点】

操作流程	要点说明	沟通要点
沟通、评估老年人	·了解老年人有无训练的意愿 ·评估老年人身体状况，检查肢体活动能力	"黄奶奶，您好！""为了更好地改善您的肢体活动能力，促进康复，我待会儿指导您进行床上翻身的康复训练，好吗？" "我给您检查一下肢体活动情况。"
介绍训练目标、训练内容、训练的时间	·缓解痉挛，提高老年人的床上生活自理能力 ·改善患侧肢体的运动功能，防治并发症 ·在床上向患侧及健侧进行自主翻身动作的训练 ·每天训练至少2~3次 ·每次不超过30分钟，循序渐进进行	"黄奶奶，训练可以缓解您右边手脚肌肉痉挛，改善右边手脚的运动功能；预防肌肉萎缩，同时提高您在床上自行翻身的能力。" "训练您在床上向右侧及向左侧自主翻身动作。每天训练至少2~3次，每次30分钟以内，可逐渐加长时间。"
洗手，戴口罩		
用物准备		
翻向健侧	·连续做2次 ·打开床档，协助老年人取仰卧位 ·健侧下肢屈髋、屈膝，健侧脚插入患侧腿的下方钩住患肢(图2-6-1)	"请您睡平，左腿屈髋、屈膝，左脚插入右腿的下方钩住右腿。"
	·双手叉握，健侧手握住患侧手 ·患手拇指压在健侧拇指上，双上肢前伸90°(指向天花板)(图2-6-2)	"左手握住右手，右手拇指压在左手拇指上，双手臂前伸90°。"
	·头转向健侧方 ·用健侧上肢的力量借助惯性作用，带动患侧上肢来回摆动2~3次后在身体旋转的同时，利用健侧膝部的力量带动患侧身体翻向健侧，调整为健侧卧位(图2-6-3)	"头转向左边，用左手的力量带动右手来回摆动。" "听我的口令第1次……第2次……第3次，身体翻向左边。" "有什么不舒服的吗？您做得很好，我们再做一次。"
翻向患侧	(连续2次) ·老年人取仰卧位 ·健侧下肢屈髋、屈膝(图2-6-4) ·头转向患侧方	"黄奶奶，现在练习翻过右边。" "睡平，左边腿屈髋、屈膝，头转向右边。"

操作流程	要点说明	沟通要点
	·双手叉握，健侧手握住患侧 ·患手拇指压在健手拇指上，上肢前伸90°（指向天花板）	"右手拇指压在左手拇指上，两手握紧前伸90°。"
	·用健侧上肢的力量带动患侧上肢来回摆动2～3次后，借助惯性作用翻向患侧 ·同时，健侧下肢跨向患肢前方，调整为患侧卧位	"用左手的力量带动右手来回摆动。""1次、2次、3次，身体翻向右边。" "您觉得累吗？如果累，我们就休息一会儿。""现在我们再重复项目一次，好吗？"
调整卧位	·训练完毕，调整老年人于舒适的卧位 ·患肩关节前伸稍内旋，患侧上肢伸展，下垫软枕 ·健侧上肢处于自然位 ·患侧下肢微屈，踝部凹陷处垫软枕 ·健侧下肢呈迈步状，其小腿下垫软枕，颈下、背后垫软枕	"黄奶奶，您这样平躺着舒服吗？需要我协助您换个姿势吗？""刚才您配合得很好，谢谢您。"
观察、记录	·随时观察老年人的反应及其感受 ·避免着凉，发现异常立即停止	

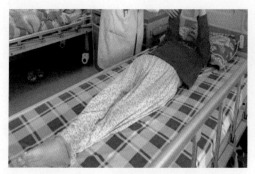

图2-6-1　健侧腿插在患侧腿下

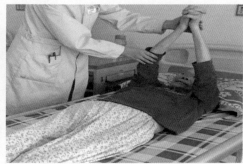

图2-6-2　健侧手握住患侧手伸直

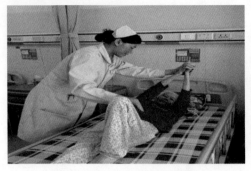

图2-6-3　加大幅度左右摆动

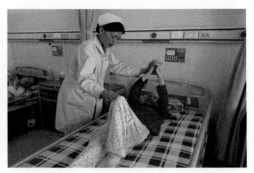

图2-6-4　翻过患侧时健侧腿屈膝

【重点环节】

1. 符合老年人活动能力，循序渐进。
2. 规范示范及解说。
3. 老年人感觉愉快、安全，愿意主动训练。
4. 耐心有效地指导老年人进行训练。

【思考与练习】

1. 在训练中如何保证老年人安全？
2. 如何充分利用健侧带动患侧活动？

项目七 指导肢体障碍老年人进行桥式运动的康复训练

【学习目标】

1. 能正确解释桥式运动的康复训练目的。
2. 能规范进行桥式运动操作。
3. 在训练的整个过程中，体现爱伤观念，提高康复护理专业服务质量。

【导入案例】

3床，李×，女，75岁。主诉：3个月前因脑出血致右侧偏瘫，术后2个月开始进行肢体康复训练。检查：意识清楚，对答切题，T 36.2℃，P82次/分，R19次/分，BP131/74mmHg，左侧下肢肌无力，存在行动障碍。诊断：脑出血。操作项目：指导老年人进行桥式运动的康复训练。

【评分标准】

程序	规范项目	分值	评分标准	扣分	得分
操作前准备（20分）	1. 环境准备： （1）干净整洁 （2）温、湿度适宜	5	未准备环境扣5分，一处不符合要求扣2.5分		
	2. 护理员准备： （1）着装整洁 （2）七步洗手法洗净双手	5	护理员准备不符合要求扣5分，一项不符合要求扣2分		
	3. 物品准备：护理床、床头柜、靠背椅、床上用品、毛巾、免洗洗手液、记录本、笔	8	少一件或一件不符合要求扣1分		
	4. 老年人准备：老年人排尿后平卧于床上	2	体位不符合要求扣2分		
操作流程（65分）	1. 沟通： （1）携用物至床前 （2）了解老年人有无训练意愿 （3）做好解释，取得合作，态度和蔼，语言亲切	4	未沟通扣4分，一处不符合要求扣1分		

程序	规范项目	分值	评分标准	扣分	得分
操作流程（65分）	2. 评估： (1)评估老年人身体状况 (2)检查肢体活动能力	4	未评估扣4分；一处不符合要求扣2分		
	3. 介绍训练目标： (1)增加躯干运动，为提高骨盆对下肢的控制和协调力、为成功站立和行走打下基础 (2)使老年人能随意抬起臀部，减少压疮的发生	4	未介绍目标扣4分，一处不符合要求扣2分		
	4. 介绍训练内容：指导老年人在床上进行双桥式和单桥式抬臀的功能训练	2	未介绍训练内容扣2分		
	5. 介绍训练时间： (1)确定老年人一组练习5~10次，每次5~10分钟，每天至少重复2~3组 (2)根据情况循序渐进进行训练	4	未介绍训练时间扣4分，一处不符合要求扣2分		
	6. 双桥运动： (1)打开床档，老年人取去枕仰卧位，双上肢放于身体两侧	2	不符合要求扣2分		
	(2)双腿屈膝，微分开与肩等宽，两脚平踏在床面上	2	不符合要求扣2分		
	(3)足趾充分伸展，足跟在膝关节正下方	2	不符合要求扣2分		
	(4)足跟尽量靠近臀部，然后伸髋、抬臀、离开床面	2	不符合要求扣2分		
	(5)使膝、股骨、髋与躯干在一条线上	2	不符合要求扣2分		
	(6)保持骨盆呈水平位	2	骨盆未呈水平位扣2分		
	(7)护理员用手扶住骨盆固定	2	不符合要求扣2分		
	(8)慢慢抬起臀部后应维持一段时间	2	不符合要求扣2分		
	(9)以老年人耐受力为准，然后再慢慢放下	2	不符合要求扣2分		
	7. 单桥运动： (1)老年人取去枕仰卧位 (2)健侧上肢放于身体一侧，患侧上肢置于胸前 (3)用健侧手和肘支撑着床面	4	一处不符合要求扣1分		

程序	规范项目	分值	评分标准	扣分	得分
操作流程（65分）	(4)老年人患侧下肢屈曲，护理员协助固定患侧下肢	2	不符合要求扣2分		
	(5)患足踏在床面，然后使患侧伸髋、抬臀、离开床面	2	不符合要求扣2分		
	(6)健侧下肢伸直、抬起，与患侧大腿持平并保持	2	不符合要求扣2分		
	(7)以老年人能耐受为准	2	不符合要求扣2分		
	8.训练中 (1)以温和的语气，告诉老年人每一项操作的步骤 (2)把每一步具体动作加以分解指导	2	不符合要求一处扣1分		
	9.询问老年人掌握情况 (1)当老年人基本掌握后再开始下一步动作 (2)随时擦净汗液，避免着凉	2	未询问老年人扣2分，一处不符合要求扣1分		
	10.训练完毕： (1)根据老年人的需求，协助取舒适体位 (2)整理床单，询问需求，拉上床档	2	一处不符合要求扣1分		
	(3)护理员随时观察老年人的反应及其感受，随时为老年人擦净汗液	2	未观察老年人反应及感受及擦汗扣2分，一处不符合要求扣1分		
	(4)发现异常立即停止	2	发现异常未停止操作扣2分		
	(5)老年人表现有进步时应及时给予鼓励	1	未鼓励扣1分		
	(6)洗手	2	未洗手扣2分		
	(7)记录（训练时间、内容，老年人感受、反应等）	4	未记录扣4分，记录不符合要求一处扣1分		
操作后评价（15分）	1.注意事项 (1)根据老年人肢体障碍情况选择不同的康复训练项目	2	选择康复训练项目不符合要求扣2分		
	(2)训练中，护理员要以温和的语气，告诉老年人每一项操作的步骤，并把每一步具体动作加以分解指导	2	一处不符合要求各扣1分		

续表

程序	规范项目	分值	评分标准	扣分	得分
操作后评价（15分）	（3）当老年人基本掌握后再开始下一步动作	1	不符合要求扣1分		
	（4）肢体障碍老年人的康复训练要有计划性、规律性，并持之以恒	2	不符合要求扣2分		
	（5）护理员要尊重、理解肢障老年人，鼓励老年人及家属主动参与积极配合训练	2	一处不符合要求扣1分		
	2. 总体评价 （1）指导训练动作熟练、准确、操作动作规范	2	指导训练动作不符合要求2分		
	（2）交流语言通俗易懂，礼貌、亲切	2	态度、语言不符合要求各扣1分		
	（3）操作过程中保护老年人安全	2	未注意保护老年人安全扣2分		
操作总时间：10分钟，时间到即停止操作，未完成的操作步骤不得分					

【操作流程、要点说明及沟通要点】

操作流程	要点说明	沟通要点
评估老年人身体状况		"李奶奶，您好！今天身体感觉怎样？根据康复师的计划，今天由我来指导您进行桥式康复训练。"
洗手		
用物准备		
携用物至床前 （1）了解老年人有无训练意愿 （2）做好解释，介绍操作目的、内容、时间，指导配合方法	·让老年人取得合作 ·消除疑惑和不安全感，缓解紧张情绪、积极配合训练	"今天我们进行的康复训练主要是指导您在床上进行双桥式和单桥式抬臀的功能训练，这个训练的目的主要是增加躯干运动，为提高骨盆对下肢的控制和协调力，帮助您站立和行走；并使您能随意抬起臀部，减少压疮的发生。" "训练的时间，每天训练至少2~3组，每组5~10次，每次5~10分钟，循序渐进进行。经过半个

操作流程	要点说明	沟通要点
		月训练，您就可以在床上自行抬高臀部了。在训练过程中，有什么不舒服告诉我，请您配合我好吗？""我检查一下您的肢体活动情况，您的双手能抬起来吗？""请您把下肢屈曲看一下，左侧肢体活动自如，右侧肢体活动困难。好的，接下来我准备给您进行桥式康复训练指导，您现在需要上洗手间吗？"
双桥运动： (1)打开床档，老年人去枕取仰卧位，双上肢放于身体两侧 (2)双腿屈膝，微分开与肩等宽，两脚平踏在床面上(图2-7-1) (3)足趾充分伸展，足跟在膝关节正下方 (4)足跟尽量靠近臀部，然后伸髋、抬臀、离开床面 (5)使膝、股骨、髋与躯干在一条线上 (6)保持骨盆呈水平位 (7)护理员用手扶住骨盆固定(图2-7-2) (8)慢慢抬起臀部后应维持一段时间 (9)以老年人耐受力为准，然后再慢慢放下	·训练要掌握体位和时间 ·训练中，护理员要告诉老年人每一项操作的步骤，并把每一步骤具体动作加以分解指导 ·训练过程中要询问老年人感受，注意擦汗，避免着凉 ·训练过程中要询问老年人掌握的情况 ·老年人基本掌握每个动作后再开始下一步动作 ·老年人训练有进步时要注意给予鼓励 ·每次指导训练结束后，要求老年人重复练习，以便了解老年人掌握训练的程度 ·肢体障碍老年人的康复训练要有计划性、规律性，并持之以恒 ·训练过程要注意老年人的安全	"李奶奶，现在先进行双桥运动训练，这个训练需要给您取个合适的体位——去枕仰卧位，先把您的枕头移开。请把您的双手放于身体两侧，双腿屈膝，微张开与肩同宽，足趾伸展，足跟放在膝关节下方，尽量靠近臀部，待会儿我协助您抬高臀部，伸髋、抬臀，使您的膝、股骨、髋与躯干在同一平面上。""现在我数1、2、3，到3我们就一起抬高臀部，您觉得怎样？需要休息一会儿吗？""奶奶现在您自己做一次好吗？""您做得很好，今天做双桥训练已经做完5次了。"

操作流程	要点说明	沟通要点
单桥运动： （1）老年人取去枕仰卧位 （2）健侧上肢放于身体一侧，患侧上肢置于胸前 （3）用健侧手和肘支撑着床面 （4）老年人患侧下肢屈曲，护理员协助固定患侧下肢 （5）患足踏在床面，然后使患侧伸髋、抬臀、离开床面（图2-7-3） （6）健侧下肢伸直、抬起，与患侧大腿持平并保持（图2-7-4） （7）以老年人能耐受为准，然后再慢慢放下 （8）根据老年人的需求，协助其取舒适卧位 （9）整理床单，询问需求，拉上床档 （10）护理员随时观察老年人的反应及其感受，随时为老年人擦净汗液 （11）发现异常立即停止 （12）老年人表现有进步时应及时给予鼓励	·同双桥运动训练一样	"奶奶，双桥式训练已经做完，您没有什么不舒服吗？""下面进行单桥运动训练，主要是训练患侧，请把您的患侧手放于胸前，健侧手放在身体一侧，手和肘撑着床面；患侧下肢屈曲，足踏在床面，待会儿抬高臀部的时候，您的健侧脚保持伸直并抬高，与患侧膝部在同一平面上。现在我数1、2、3，数到3时一起抬高臀部。""李奶奶，您今天做得很好，进步很大。今天单桥训练已经做完5次，您觉得今天训练的怎么样？""您现在有什么不舒服吗？""您还有什么需要吗？""我协助您取舒适体位，请您好好休息。""明天的训练安排在下午15：30，我明天再陪您练习，谢谢您的配合！"
准确记录：洗手、记录（训练时间、内容，老年人感受、反应等）	合理安排下一次康复训练时间	

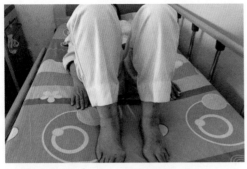

图 2-7-1　双腿屈膝分开

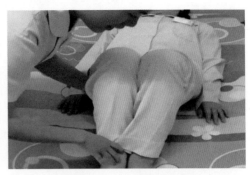

图 2-7-2　手扶骨盆固定

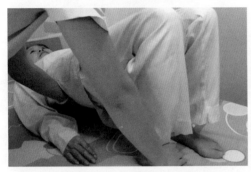

图 2-7-3　伸髋、抬臀

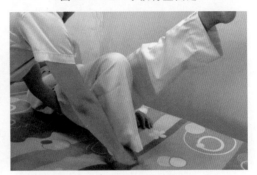

图 2-7-4　健侧伸直，伸髋、抬臀

【重点环节】

1. 依据老年人的肢体障碍情况选择不同的康复训练项目。

2. 肢体障碍老年人的康复训练要有计划性、规律性，并持之以恒。

3. 护理员要尊重、理解肢体障碍的老年人，鼓励老年人和家人主动参与、积极配合训练。

4. 训练时间，要以老年人的耐受力为准，每次训练时间不宜过长。

5. 操作过程中，动作要轻稳，不可粗鲁，注意询问老年人的感受。

6. 训练过程中，注意老年人安全，避免意外发生。

【思考与练习】

老年人在进行康复训练时，出现冒冷汗、面色苍白该如何处理？

第三篇

常用中医技术篇

项目一 刮痧法

【学习目标】

1. 能正确解释刮痧法的作用。
2. 能规范地在人体体表一定部位的皮肤上进行刮痧操作。
3. 能在操作过程中体现对患者的关爱。

【导入案例】

刘×，男，26岁。两天前着凉，出现恶寒无汗、鼻塞、流清涕、舌质淡苔薄、脉浮紧。故今天前往中医院特色门诊就诊。诊断：咳嗽。医嘱：刮痧（大椎穴、风门穴至膈俞穴）。

【评分标准】

程序	规范项目	分值	评分标准	扣分	得分
操作前准备（20分）	1. 仪表端庄，着装整洁	2	一处不符合要求扣1分		
	2. 核对医嘱、治疗单（卡）	5	未核对扣5分，一处不符合要求扣1分		
	3. 床旁核对、评估： （1）患者当前主要症状、临床表现及刮痧史 （2）体质及刮痧部位皮肤情况 （3）对疼痛的耐受度 （4）心理状况 （5）解释操作目的及相关事项，取得患者配合 （6）评估环境	6	未核对扣4分，评估不全一项扣1分，未解释扣2分		
	4. 用物准备：治疗盘、刮具、治疗碗（内盛润滑油、药油）、方纱、钟表、笔、必要时备浴巾、屏风	5	少一件或一件不符合要求扣1分		
	5. 洗手、戴口罩	2	未洗手扣1分，未戴口罩扣1分		

程序	规范项目	分值	评分标准	扣分	得分
操作流程（65分）	1. 携用物至患者床旁，核对患者信息，关闭门窗，必要时为患者遮挡	5	未核对患者扣2分，未遮挡扣2分		
	2. 向患者解释，安置于合理的体位（安全舒适体位），注意保暖	5	体位不舒适扣3分，未注意保暖扣2分		
	3. 定位：确定刮痧部位（大椎穴位于颈部下端，第7颈椎棘突下凹陷处；风门穴位于脊柱区，第2胸椎棘突下，后正中线旁开1.5寸处；膈俞穴位于背部第7胸椎棘突下，正中线旁开1.5寸处），选择合适的刮痧器具	5	定位不准确扣3分，刮痧器具不合适扣2分		
	4. 刮治： (1)再次核对患者、刮痧部位、刮具是否完好 (2)蘸湿刮具 (3)在选定部位从上至下、从内至外，单一方向刮拭皮肤，刮具与刮拭方向皮肤成45°~90°，用力均匀、适度 (4)刮具随时蘸油，一般刮至局部皮肤出现红色或紫红色痧斑或痧点为宜	30	未再次核对扣3分，核对不全扣1~3分，刮具边缘不光滑扣10分，刮伤皮肤扣20分，一处不符合要求扣2分		
	5. 观察：操作过程中注意观察局部皮肤颜色的变化情况，询问患者的感觉，调节手法、力度，如患者出现疼痛异常、冷汗不止、胸闷烦躁，立即停止刮痧，取平卧位，报告医师，配合处理	10	未观察、未询问各扣5分；发现异常，未及时处理扣6分		
	6. 刮毕： (1)清洁局部皮肤，协助患者穿衣，取舒适体位，整理床单位 (2)询问患者对刮痧的感受，告知注意事项，致谢	8	未清洁皮肤、体位不舒适各扣3分，未询问患者感受、未告知注意事项各扣5分		
	7. 洗手，记录刮痧部位、方法及患者皮肤情况	2	一处不符合要求扣1分		

程序	规范项目	分值	评分标准	扣分	得分
操作后评价(15分)	1. 按消毒技术规范要求分类处理使用后的物品	3	一处不符合要求扣1分		
	2. 正确指导患者 (1)刮痧后宜休息、避风寒,勿立即沐浴 (2)刮痧后保持情绪稳定,多饮水,宜清淡饮食,忌食生冷油腻之品 (3)告知患者刮痧部位的皮肤有疼痛、灼热感应告知护士 (4)告知患者刮痧部位出现的红紫色痧点或痧斑,数日后方可消失,忌搔抓	5	未指导扣5分,一处不指导扣1分		
	3. 语言通俗易懂,态度和蔼,沟通有效	2	态度、语言不符合要求扣1分,沟通无效扣2分		
	4. 全过程动作熟练、规范,符合操作原则	5	一处不符合要求酌情扣1~2分		
操作总时间:10分钟,时间到即停止操作,未完成的操作步骤不得分						

【操作流程、要点说明及沟通要点】

操作流程	要点说明	沟通要点
双人核对医嘱、治疗单	床号、姓名	
床旁核对,解释,评估	·评估患者当前主要症状、临床表现及刮痧史、体质及刮痧部位皮肤情况、对疼痛的耐受度、心理状况 ·评估有无严重心血管疾病,有无出血倾向、感染性疾病,有无重度水肿 ·解释操作目的及相关事项,取得患者配合 ·评估环境:安静整洁、温湿度适宜、光线适中 ·必要时用屏风遮挡	"您好,我是护士×××,请告诉我您的床号和姓名。""42床,刘×。""刘先生,您现在感觉如何?""根据医嘱将要给您进行刮痧。刮痧可起到疏通腠理、逐邪外出的作用。缓解恶寒无汗、鼻塞、流清涕等症状,使脏腑秽浊之气通达于外,促进周身气血流畅,达到治疗疾病的目的。""以前有刮痧过吗?以前患有什么疾病吗?对疼痛敏感吗?""请让我检查一下您的局部皮肤。""刮痧后皮肤表面会出现红色或紫红色痧斑或痧点,这是正常的现象,数天后可自行消失,请您放心。"

操作流程	要点说明	沟通要点
用物准备，洗手，戴口罩	·选择合适的刮具（图3-1-1） ·检查刮痧器具有无损坏 ·摆放合理美观	
携用物至患者床旁，核对、解释，关闭门窗	·注意保护隐私	"您好，请告诉我您的床号、姓名。"（核对腕带）"刘先生，现在我帮您刮痧。"
安置体位，定位	·根据刮痧部位安置于安全舒适体位 ·定位准确：大椎穴位于颈部下端，第7颈椎棘突下凹陷处；风门穴位于脊柱区，第2胸椎棘突下，后正中线旁开1.5寸处；膈俞穴位于背部第7胸椎棘突下，正中线旁开1.5寸处 ·注意保暖	"现在给您定穴位。""房间温度合适吗？"
刮痧	·检查刮具是否完好 ·蘸取润滑剂涂抹于刮痧部位，刮具与刮拭方向皮肤成45°～90°（图3-1-2） ·刮痧方向从上到下、由内至外，单一方向刮拭皮肤 ·用力均匀、适度 ·刮具随时蘸油，一般刮至局部皮肤出现红色或紫红色痧斑或痧点为宜 ·操作过程中注意观察患者情况及局部皮肤颜色的变化情况 ·询问患者的感觉，调节手法力度，如患者出现疼痛异常、冷汗不止、胸闷烦躁，立即停止刮痧，取平卧位，报告医师，配合处理	"您感觉力度合适吗？如果有什么不舒服，请您随时告知，我会及时给您调整的。"

续表

操作流程	要点说明	沟通要点
刮毕，妥善安置患者，整理用物	·清洁局部皮肤 ·询问患者对刮痧的感受，告知注意事项，询问有无需要	"刘先生，现在刮痧完毕，帮您清洁皮肤。""现在您感觉如何？请您谨记 4 小时内不洗冷水澡，注意保暖；多饮水，饮食清淡，忌食生冷油腻之品。刮痧部位的皮肤如果有疼痛、灼热感请您及时通知我们。刮痧部位出现的红紫色痧点或痧斑，数日后方可消失，请您不要搔抓，谢谢您的配合。"
洗手，记录	·记录刮痧部位、方法及患者皮肤情况	

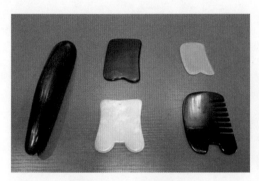

图 3-1-1 刮痧器具

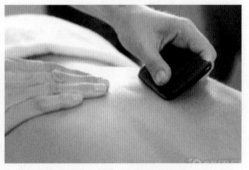

图 3-1-2 刮痧手法

【注意事项】

1. 保持室内空气流通，忌对流风，以防复感风寒而加重病情。

2. 刮痧器具边缘要光滑，操作时注意用力均匀，避免损伤皮肤。

3. 刮痧的次序：选择刮痧部位顺序的总原则为先头面后手足，先胸腹后背腰，先上肢后下肢，逐步按顺序刮痧。

4. 刮痧的方向：总原则为由上向下、由内向外，单方向刮拭，尽可能拉长距离。胸部正中应由上向下，肋间则应由内向外；背部、腰部、腹部则应由上向下，逐步由内向外扩展。

5. 刮痧过程中应经常询问患者感受，观察局部皮肤颜色的变化情况，对于不出痧或出痧少的部位，不可强求出痧。若发现异常，应立即停止刮拭，报告医生，配合处理。

6. 刮痧后嘱患者适当休息，4 小时内忌冷水浴，饮食宜清谈，忌食生冷油腻之品。

7. 刮痧时间：每个部位一般刮拭 20～30 次，通常一个患者选 3～5 个部位；局部刮痧一般刮拭 10~20 分钟，全身刮痧宜 20~30 分钟；两次刮痧应间隔 3~6 天，或以皮肤上的痧退、手压皮肤无痛感为宜；若病情需要，或刮痧部位的痧斑未退，不宜在原部位进行刮拭，可另选其他相关部位进行刮拭。

8. 皮肤病变处不宜刮拭；孕妇的腹部、腰骶部禁刮；小儿囟门未合，头部禁刮；妇女行经期、体型过于消瘦者不宜刮拭。对于某些患有血液疾病、传染性疾病、脏器严重受损等特殊情况的患者不应使用刮痧疗法，或在医生严格指导下进行。

【思考与练习】

1. 接受刮痧治疗的患者要注意什么？

2. 在刮痧过程中患者因较为紧张，而出现头晕、出虚汗的症状，请问此时出现了什么问题？应如何处置？

项目二　拔罐法

【学习目标】

1. 能正确解释拔罐法的目的。
2. 能规范进行拔罐法操作。
3. 能在操作过程中体现对患者的关爱。

【导入案例】

　　3 床，张×，男，46 岁。2 日前午休时，因腰部感受风寒导致腰部疼痛。今日来院就诊并收住入院。诊断：腰痛。医嘱：拔火罐（留罐）；取穴：大肠俞（2 个）、脾俞（2个）、肾俞（2 个）。

【评分标准】

程序	规范项目	分值	评分标准	扣分	得分
操作前准备（20分）	1. 仪表端庄，着装整洁	2	一处不符合要求扣 1 分		
	2. 核对医嘱、治疗单（卡）	5	未核对扣 5 分，一处不符合要求扣 1 分		
	3. 评估患者、环境： （1）评估患者全身状况、拔罐史 （2）所拔部位皮肤情况 （3）心理状况 （4）解释操作目的及相关事项，取得患者配合 （5）评估环境	6	未核对扣 4 分，评估不全一项扣 1 分，未解释扣 2 分		
	4. 用物准备：治疗盘、玻璃罐、弯盘、灭火缸、治疗缸、烧烫伤膏、酒精灯、95% 酒精、抽纸、医用纱布块、止血钳、火柴（或打火机）、毛巾、医嘱本、夹板、治疗单、护理记录单、笔、表、棉球、治疗车、免洗手消毒液、医疗垃圾桶、生活垃圾桶，走罐时备润滑剂	5	少一件或一件不符合要求扣 1 分		
	5. 洗手、戴口罩	2	未洗手扣 1 分，未戴口罩扣 1 分		

程序	规范项目	分值	评分标准	扣分	得分
操作流程（65分）	1. 携用物至患者床旁，核对患者信息，关闭门窗，必要时为患者遮挡，向患者解释	5	未核对患者扣2分，未遮挡扣2分		
	2. 安置合理的体位——俯卧位（根据拔罐部位）	2	体位不舒适扣2分		
	3. 闪罐： （1）选择合适罐具 （2）暴露拔罐部位（腰背部），注意保暖 （3）酒精棉球干湿适宜，用闪火法吸附拔罐部位（勿烧罐口），将罐吸附于选定穴位（大肠俞位于第4腰椎棘突下，旁开1.5寸；脾俞在背部，第11胸椎棘突下，旁开1.5寸；肾俞位于第2腰椎棘突下，旁开1.5寸），吸附力适宜，待罐拔住后，立即取下 （4）闪罐3次（每次2分） （5）拔罐过程中随时观察火罐吸附情况、局部皮肤颜色，询问患者感觉	20	罐具不合适扣1分；暴露拔罐部位不合适扣1分；未保暖扣1分；酒精棉球干湿不适宜扣1分；闪火方法不正确扣4分；吸附力不适宜扣4分；根据闪罐情况酌情扣分；一个腧穴不正确扣2分；不观察火罐吸附情况、不观察局部皮肤颜色，不询问患者感觉各扣1分		
	4. 留罐： （1）选择合适罐具 （2）在腰背部使用闪火法坐罐6个，注意保暖。留罐10分钟 （3）拔罐过程中要随时观察罐吸附情况、皮肤颜色，询问患者感觉	20	罐具不合适1个扣1分；吸拔不牢者，每个罐酌情扣1~3分；不观察火罐吸附情况、不观察局部皮肤颜色、不询问患者感觉各扣1分		
	5. 起罐：一手手指向下按压罐口周边皮肤，另一手握住罐体将其略向对侧扳动，使罐口与皮肤间形成空隙，让空气进入罐内，罐即松脱	5	一次取罐方法不正确扣1分，拔罐时间不正确扣1分		
	6. 安置患者：清洁局部皮肤，协助患者穿衣，整理床单位，询问有无需要，将呼叫器放于患者易取处，交代相关注意事项	5	未交代注意事项扣3分，一处不符合要求扣1分		
	7. 洗手，脱口罩	3	未洗手扣2分，一处不符合要求扣1分		
	8. 记录拔罐部位、方法、留置时间及患者皮肤情况	5	未记录扣2分，一处不符合要求扣1分		

续表

程序	规范项目	分值	评分标准	扣分	得分
操作后评价（15分）	1. 按消毒技术规范要求处理使用后的物品	3	一处不符合要求扣1分		
	2. 正确指导患者： (1)告知患者拔罐过程中局部皮肤有被吸紧、稍疼痛感或可能出现水疱 (2)告知患者由于罐内空气负压收引作用，局部皮肤会出现与罐口相当大小的紫红色瘀斑，数日后自然消失	5	未指导扣5分，一项指导不全扣1分		
	3. 语言通俗易懂，态度和蔼，沟通有效	2	语言、态度不符合要求各扣1分，沟通无效2分		
	4. 全过程动作熟练、规范，符合操作原则	5	一处不符合要求酌情扣1~2分		
操作总时间：15分钟，时间到即停止操作，未完成的操作步骤不得分					

【操作流程、要点说明及沟通要点】

操作流程	要点说明	沟通要点
双人核对医嘱、治疗单		
床旁核对，解释，评估患者	·解释操作目的及相关注意事项 ·评估患者全身状况（无禁忌）：无出血性疾病及凝血功能障碍者 ·拔罐史 ·拔罐部位情况：局部皮肤无溃烂、损伤、炎症 ·心理-社会状况	"您好，我是护士×××，请告诉我您的床号和姓名。""3床，张×。""张先生，您现在感觉如何？""根据医嘱将要给您进行拔火罐。""拔火罐可起到疏通经络、行气活血的作用，能缓解腰背痛。""以前拔过火罐吗？患有什么疾病吗？对疼痛敏感吗？""请让我检查一下您的局部皮肤。""拔罐过程中，您局部皮肤会有被拉紧或微痛的感觉，取罐后，局部皮肤会有潮红，甚至瘀血，这都是正常的，一般三五天后消退，请您放心。"

操作流程	要点说明	沟通要点
评估环境	·安静整洁、温湿度适宜、光线适中 ·床部件完好，无易燃、易爆物品，符合操作要求 ·必要时用屏风遮挡	
评估用物	·用物准备齐全（图 3 - 2 - 1） ·检查罐体、罐口有无损坏 ·摆放合理美观	
自身评估	·修剪指甲、洗手、戴口罩	
携用物至患者床旁，核对、解释，关闭门窗	·注意保护隐私	"您好，请告诉我您的床号、姓名。"（核对腕带）"张先生，现在我帮您拔罐。"
安置体位、定穴	·安置合理的体位（根据拔罐部位） ·定穴位：大肠俞位于第 4 腰椎棘突下，旁开 1.5 寸；脾俞在背部，第 11 胸椎棘突下，旁开 1.5 寸；肾俞位于第 2 腰椎棘突下，旁开 1.5 寸	"根据您的情况，拔罐部位是大肠俞、脾俞、肾俞这三个穴位，请您俯卧，现在的体位舒服吗？""房间温度合适吗？"
拔罐	·选择合适罐具 ·酒精棉球干湿适宜 ·在腰背部使用闪火法（图 3 - 2 - 2）坐罐 6 个，吸附力适宜 ·注意保暖。留罐 10 分钟 ·拔罐过程中要随时观察罐口吸附情况 ·观察皮肤颜色，询问患者感觉	"现在要给您上火罐了，请您保持不动。""火罐已上好，您感觉吸力合适吗？为了达到治疗效果，需要留罐 10 分钟，请您保持不动，如果有什么不舒服，请您随时告知，我会及时调整的。"
起罐	·一手手指向下按压罐口周边皮肤，另一手握住罐体将其略向对侧扳动，使罐口与皮肤间形成空隙，让空气进入罐内，罐即松脱	"留罐时间已到，现在给您起罐，我会轻点儿，请您放心。""这样给您起罐没有什么不舒服吧？"
安置患者	·清洁局部皮肤 ·协助患者穿衣，整理床单位 ·询问有无需要 ·交代注意事项	"张先生，现在拔罐完毕，帮您清洁皮肤。""现在您感觉如何？请您谨记拔罐后 4 小时内不宜立即洗澡，注意保暖；多饮水，饮食清淡，忌食生冷油腻之品。局部皮肤有瘙痒感，不要抓挠，以免抓破后引起感染。谢谢您的配合。"

续表

操作流程	要点说明	沟通要点
整理用物	洗手(七步洗手法)、脱口罩 记录拔罐部位、方法、留置时间及患者皮肤情况 整理用物(按医用垃圾分类处理)	

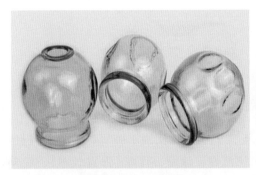

图 3-2-1　火罐

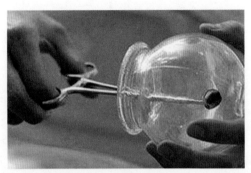

图 3-2-2　闪火

【注意事项】

1. 拔罐应采取合适的体位,并于肌肉较厚的部位进行,骨骼及毛发较多的部位不宜拔罐,拔罐前,根据拔罐部位选择大小合适的罐。

2. 操作前应检查罐口周围是否光滑,检查有无裂痕,并选择大小合适的罐具。

3. 拔罐时动作要稳、准、快,留罐过程中注意检查火罐的吸附及皮肤情况。

4. 点火棉球或纱布蘸酒精不宜过多,以防酒精滴下烧伤皮肤。

5. 拔罐应注意防止烫伤。起罐后,如局部出现小水疱可待其自然吸收,不必处理;如水疱较大,应消毒局部皮肤后使用无菌注射器抽吸,并用无菌纱布包扎,保持干燥,防止感染。

6. 凡使用过的罐具均应用高效广谱的消毒液浸泡消毒后清洗,擦干备用。

7. 拔罐后,4 小时内不宜洗澡,以免受凉和引起拔罐局部皮肤的破损。

【思考与练习】

1. 简述拔罐的适应证。

2. 拔罐过程中烫伤患者怎么处理?

项目三　隔姜灸法

【学习目标】

1. 能正确解释隔姜灸法的目的。
2. 能规范进行隔姜灸操作。
3. 能在操作过程中体现对患者的关爱。

【导入案例】

3床，张×，男，33岁。上腹部隐痛5天，于一日前就诊于脾胃科门诊。现患者胃部疼痛，食后有饱胀感，泛酸、嗳气，大便溏薄。诊断：胃痛（脾胃气虚）。医嘱：隔姜灸；取穴：中脘穴（1个）

【评分标准】

程序	规范项目	分值	评分标准	扣分	得分
操作前准备（20分）	1. 仪表端庄，着装整洁	2	一处不符合要求扣1分		
	2. 核对医嘱、治疗单（卡）	3	未核对扣3分，一处不符合要求扣1分		
	3. 评估患者： (1)评估患者全身情况（无禁忌证、无哮喘史、对热及气味耐受程度）、艾灸史 (2)施灸部位皮肤情况 (3)心理状况 (4)解释操作目的及相关事项，取得患者配合	5	未核对扣3分，评估不全一项扣1分，未解释扣2分		
	4. 评估环境： (1)安静整洁、温湿度适宜、光线适中 (2)床部件完好，无易燃、易爆物品，符合操作要求 (3)必要时用屏风遮挡	3	一处不符合要求扣1分		

续表

程序	规范项目	分值	评分标准	扣分	得分
操作前准备（20分）	5. 用物准备：治疗盘、艾绒、姜片、三棱针、弯盘、灭火缸、治疗缸、烧烫伤膏、火柴（或打火机）、抽纸、医用纱布块、酒精灯、95%酒精、白凡士林、医用棉签、镊子、毛巾、医嘱本、夹板、治疗单、护理记录单、笔、表、治疗车、免洗手消毒液、医疗垃圾桶、生活垃圾桶	5	少一件或一件不符合要求扣1分		
	6. 洗手、戴口罩	2	一处不符合要求扣1分		
操作流程（65分）	1. 携用物至患者床旁，关闭门窗，注意保护隐私，核对患者	5	未核对扣2分，其余一处不符合要求扣1分		
	2. 制作艾炷：制作两个艾炷，艾炷直径（1cm±0.2cm），高（1cm±0.2cm）；准备姜片：选择大小适宜（直径2~3cm，厚0.3~0.5cm）的姜片；中间以三棱针刺数孔	10	一个艾柱不符合要求扣5分，姜片大小不适宜扣2分，未用三菱针刺孔扣2分		
	3. 安置合理的体位（根据施灸部位）	2	一处不符合要求扣1分		
	4. 暴露施灸部位，注意保暖	2	一处不符合要求扣1分		
	5. 穴位选取：定位中脘穴的位置准确（位于人体上腹部、前正中线上，当脐中上4寸）	10	定位方法不正确扣5分，定位不准确扣5分		
	6. 涂凡士林于施灸部位，放置已做好的鲜姜片于中脘穴上方	3	一处不符合要求扣1分		
	7. 放置艾炷于鲜姜片上，点燃施灸	5	放置艾炷于鲜姜片上不符合要求2分，点燃施灸不符合要求2分		
	8. 观察： (1)操作中注意观察患者表情 (2)观察局部皮肤情况，以局部皮肤红晕而不起疱为度 (3)询问患者的感受，如有痛感，可移开姜片片刻，待痛感消失后复灸	7	不观察患者反应扣3分，不观察局部皮肤扣3分，不询问患者感受扣4分		
	9. 艾炷燃2/3时，更换另一壮继续灸，点燃即可，一般灸5~7壮或根据医嘱而定	5	未燃到2/3者扣5分		

程序	规范项目	分值	评分标准	扣分	得分
操作流程（65分）	10. 在 2 分钟内，艾炷燃 2/3 时，施灸完毕用镊子合理取下艾炷及隔物	5	艾柱及隔物取下不合格扣5 分		
	11. 清洁局部皮肤，协助患者穿衣，整理床单位询问有无需要，将呼叫器放于患者易取处	3	一处不符合要求扣 1 分		
	12. 交代相关注意事项（要在语言沟通上体现出来）	3	未交代注意事项扣 3 分，交代不全酌情扣 1 分		
	13. 洗手（七步洗手法）、脱口罩	2	一处不符合要求扣 1 分		
	14. 记录施灸部位、方法及患者皮肤情况	3	未记录扣 3 分，一处记录不全扣 1 分，一处不符合要求扣 1 分		
操作后评价（15分）	1. 按消毒技术规范要求处理使用后的物品	3	一处不符合要求扣 1 分		
	2. 正确指导患者： （1）告知患者施灸过程中可能出现烫伤、水疱等情况 （2）告知患者艾绒点燃后可闻到较淡的中药燃烧气味 （3）告知患者施灸过程中局部皮肤有烧灼、热烫感觉时，立即报告 （4）告知患者施灸后皮肤出现微红灼热属正常现象，如出现小水疱，无须处理，可自行吸收	5	未指导扣 5 分，一项指导不全扣 1 分		
	3. 语言通俗易懂，态度和蔼，沟通有效	2	语言、态度不符合要求各扣 1 分，沟通无效扣 2 分		
	4. 全过程动作熟练、规范，符合操作原则	5	一处不符合要求酌情扣1~2 分		
操作总时间：模拟两个艾柱操作全过程，共 10 分钟，时间到即停止操作，未完成的操作步骤不得分					

【操作流程、要点说明及沟通要点】

操作流程	要点说明	沟通要点
双人核对医嘱、治疗单		

续表

操作流程	要点说明	沟通要点
床旁核对、解释，评估患者	·解释此次操作的目的及相关事项 ·评估患者全身状况：询问有无哮喘病史、出血倾向、实热证或阴虚发热，对热及气味耐受程度 ·艾灸史 ·施灸部位皮肤情况：局部皮肤有无瘢痕、丘疹 ·心理状况：评估患者有无紧张，能否配合治疗	"您好，我是护士×××，请告诉我您的床号和姓名。""3床，张×。""张先生，您现在感觉如何？""根据医嘱将要给您进行隔姜灸。""隔姜灸可起到益气健脾、和胃止痛的作用，能缓解您的胃部不适。以前做过艾灸吗？""患有哮喘或出血性疾病吗？""对热敏感吗？""艾绒点燃后可闻到较淡的中药燃烧气味，您能耐受吗？""请让我检查一下您的局部皮肤。""在艾灸过程中，您局部皮肤会有红晕温热的现象，这都是正常的，您能配合吗？"
评估环境	·安静整洁、温湿度适宜、光线适中 ·床部件完好，无易燃、易爆物品，符合操作要求 ·必要时用屏风遮挡	
评估用物	·用物准备齐全、符合要求、摆放合理美观	
自身评估	·修剪指甲、洗手（七步洗手法）、戴口罩	
携用物至患者床旁，核对、解释，关闭门窗	·注意保护隐私	"您好，请告诉我您的床号、姓名。"（核对腕带）"张先生，现在我帮您做隔姜灸。"
艾柱准备	·制作艾柱：制作两个艾柱，艾柱直径（1cm±0.2cm），高（1cm±0.2cm） ·准备姜片：选择大小适宜［直径（1cm±0.2cm），高（1cm±0.2cm）］的姜片；中间以三棱针刺数孔	
安置体位	·中脘穴必须取仰卧位，以免烫伤 ·注意保暖	"根据您的情况，艾灸部位是中脘穴，请您仰卧。""现在的体位舒服吗？""房间温度合适吗？"
穴位选取	·中脘穴位于人体上腹部，前正中线上，当脐中上4寸，胸剑联合与肚脐连线8寸，取其中点为中脘穴（图3-3-1）	"现在为您取穴位，需要拉起您的衣服，暴露您的腹部。"

续表

操作流程	要点说明	沟通要点
施灸	·涂凡士林于施灸部位 ·涂凡士林面积应稍大于姜片大小 ·放置艾炷于鲜姜片上；用打火机点燃艾柱顶端施灸(图3-3-2) ·操作中注意观察患者表情，观察局部皮肤情况，以局部皮肤红晕而不起疱为度 ·询问患者的感受 ·如有痛感，可移开姜片片刻，待痛感消失后复灸 ·艾炷燃2/3时，更换另一壮继续灸 ·维持原卧位以免烫伤 ·一般灸5~7壮或根据医嘱而定 ·在2分钟内，艾炷燃2/3时，施灸完毕；用镊子取下艾炷及隔物	"现在给您涂凡士林保护局部皮肤。""开始艾灸了，请您保持不动。""艾灸的地方有温热感吗？如果有灼痛感或者不能耐受的热感，请您随时告知，我会及时调整的。"
安置患者	·清洁局部皮肤 ·协助患者穿衣，整理床单位 ·交代相关注意事项	"张先生，现在已艾灸完毕，帮您清洁皮肤。""艾灸后3小时内不要洗澡，注意保暖，避免感染风寒；多喝水以利于排毒，谢谢您的配合。"
洗手、脱口罩记录	·记录施灸部位、方法及患者皮肤情况	
整理用物	·按医用垃圾分类处理	

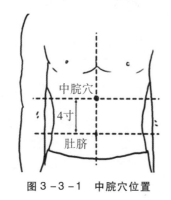

图3-3-1 中脘穴位置

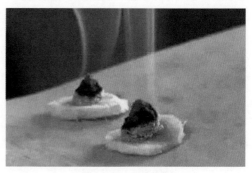

图3-3-2 隔姜灸

【注意事项】

1. 一般空腹、过饱、极度疲劳和对灸法恐惧者，应慎施灸。对于体弱患者，灸治时艾灸不宜过大，刺激量不可过量，以防"晕灸"。一旦发生晕灸，应及时处理。

2. 孕妇的腹部和腰骶部不宜施灸。

3. 对实热证、阴虚发热者，一般不宜灸疗。

4. 施灸时要防止艾火伤及皮肤和衣物。对未熄灭的艾绒要及时熄灭，不能随意乱扔。

5. 施灸过量，时间过长，局部出现小水疱，可任其自然吸收。如水疱较大，可用消毒毫针刺破水疱，放出水液，再涂以消毒药膏。瘢痕灸者，在灸创化脓期间，1 个月内慎参加重体力劳动，创面局部勿用手搔，以保护痂皮，并保持清洁，防止感染。

【思考与练习】

1. 操作隔姜灸时需要注意什么环节？

2. 隔姜灸的注意事项有哪些？

项目四 耳穴埋豆法

【学习目标】

1. 能正确解释耳穴埋豆法的目的。
2. 能规范进行耳穴埋豆法操作。
3. 在训练的整个过程中，体现爱伤观念，提高护理专业服务质量。

【导入案例】

3床，李×，男，45岁。严重失眠半年多，半月来加重，伴五心烦热、舌红少苔。诊断：不寐（阴虚火旺）。医嘱：耳穴贴压；取穴：肝、肾、神门、皮质下。

【评分标准】

程序	规范项目	分值	评分标准	扣分	得分
操作前准备（20分）	1. 仪表端庄，着装整洁	2	一处不符合要求扣1分		
	2. 核对医嘱、治疗单（卡）	3	未核对扣3分，一处不符合要求扣1分		
	3. 评估患者： (1)评估患者当前主要症状、主要临床表现及既往史 (2)患者体质及耳朵皮肤情况 (3)心理状况 (4)解释操作目的及相关事项，取得患者配合	6	未评估扣4分，评估不全一项扣1分，未解释扣2分		
	4. 评估环境： (1)安静整洁、温湿度适宜、光线适中 (2)床部件完好，无易燃、易爆物品，符合操作要求 (3)必要时用屏风遮挡	2	未评估扣2分，一处不符合要求扣1分		
	5. 用物准备：治疗盘、皮肤消毒液、探棒、棉签、止血钳或镊子、王不留行籽、弯盘、治疗单(卡)、钟表、笔	5	少一件或一件不符合扣1分		
	6. 洗手、戴口罩	2	一处不符合要求扣1分		

程序	规范项目	分值	评分标准	扣分	得分
操作流程（65分）	1. 携用物至患者床旁，核对患者信息，关闭门窗，注意保护患者隐私	5	未核对扣3分，其余一处不符合要求扣1分		
	2. 向患者解释，取合理的体位（耳部向光），注意保暖	5	体位不舒适扣3分，未注意保暖扣2分，其余一处不符合要求扣1分		
	3. 定穴：术者一手持耳轮后上方，另一手持探棒由上而下依次在选区内探查耳穴找敏感点，询问患者有无热、麻、胀、痛的"得气"感觉，确定穴位（肝：耳甲艇的后下部；肾：对耳轮下脚下方后部；神门：三角窝后1/3的上方；皮质下：对耳屏的内侧面）	10	定位方法不符合要求，每穴扣1分；定位不准确每穴扣1分；未询问患者扣2分		
	4. 耳部皮肤消毒：再次核对穴位后，用皮肤消毒液擦拭（其范围视耳廓大小而定）	5	未消毒准确扣3分，一处不符合要求扣1分		
	5. 埋豆： (1)再次核对患者、埋豆部位 (2)左手固定耳廓，右手持止血钳或镊子取王不留行籽对准耳穴贴豆并解释贴豆的穴位 (3)边贴边适当按压耳穴，有酸、麻、胀、痛感（即得气）为度，固定稳妥	20	穴位贴错每穴扣1分，贴豆手法错误每穴扣1分，无"得气"感觉每穴扣1分，未固定稳妥每穴扣1分		
	6. 观察：观察患者表情，随时询问患者有无不适及对疼痛的感觉，及时调整按压力度，发现异常，立即停止操作，报告医生及时处理	8	未观察、未询问各扣5分，发现异常未及时处理扣6分		
	7. 整理床单位，协助患者取合适体位	3	未整理扣1分，体位不舒适扣2分		
	8. 询问患者对操作的感受，指导患者学会自行按压，告知注意事项，致谢	5	未询问扣2分，未指导扣4分，指导不全一项扣1分，未交代注意事项扣4分		
	9. 洗手（七步洗手法）、摘口罩	2	一处不符合要求扣1分		
	10. 记录	2	不记录扣2分		

续表

程序	规范项目	分值	评分标准	扣分	得分
操作后评价（15分）	1. 按消毒隔离技术规范要求分类处理使用后的物品	2	一处不符合要求扣1分		
	2. 人文关怀：护患沟通有效、解释符合临床实际、操作过程体现人文关怀	5	沟通无效扣2分，解释不符合扣1分，不体现人文关怀扣2分		
	3. 熟练程度：程序正确，动作轻快、稳准，贴豆正确，操作熟练、安全	8	一处不符合要求酌情扣1~2分		
操作总时间：10分钟，时间到即停止操作，未完成的操作步骤不得分					

【操作流程、要点说明及沟通要点】

操作流程	要点说明	沟通要点
双人核对医嘱、治疗单		
床旁核对、解释，评估患者	·解释此次操作的目的及相关事项 ·评估患者全身状况（无禁忌）、心理状况（无紧张，能配合治疗） ·评估患者贴压部位皮肤情况：耳廓皮肤无炎症或冻伤	"您好，我是护士×××，请告诉我您的床号和姓名。""3床，李×。""李先生，您现在感觉如何？""根据医嘱将要给您进行耳穴埋豆。""耳穴埋豆是采用王不留行籽贴压于耳廓上的穴位，有疏通经络、调整脏腑气血的功能，可促进机体的阴阳平衡，防病治病，改善您的睡眠。""请让我检查一下您的耳部皮肤。"
评估环境	·安静整洁、温湿度适宜、光线适中 ·床部件完好，无易燃、易爆物品，符合操作要求 ·必要时用屏风遮挡	
评估用物	·用物准备齐全、摆放合理美观	
自身评估	·修剪指甲、洗手（七步洗手法）、戴口罩	
携用物至患者床旁，核对、解释，关闭门窗	·注意保护患者隐私	"您好，请告诉我您的床号、姓名。"（核对腕带）"李先生，现在我帮您做耳穴埋豆。"
安置体位	·取合理的体位（耳部向光） ·注意保暖	"现在的体位舒服吗？""房间温度合适吗？"

操作流程	要点说明	沟通要点
耳穴埋豆法	·手持探棒由上而下依次在选区内探查耳穴找敏感点,确定穴位(图3-4-1) ·肝:耳甲艇的后下部;肾:对耳轮下脚下方后部;神门:三角窝后1/3的上方;皮质下:对耳屏的内侧面 ·询问患者有无热、麻、胀、痛的"得气"感觉 ·用棉签蘸取皮肤消毒液消毒 ·用止血钳或镊子夹住耳穴贴,贴耳穴动作应轻稳(图3-4-2) ·固定耳穴时注意观察患者的表情 ·每个穴位都要询问患者的感受	"现在为您选穴,如果您有热、麻、胀、痛的感觉请您告诉我好吗?""开始给您贴压,您这儿有什么感觉?"
安置患者	·双手扶耳朵观察局部皮肤 ·询问患者有无不适 ·整理床单位,协助患者取舒适卧位,询问有无需要 ·指导患者学会自行按压 ·交代相关注意事项	"我看一下您的皮肤。""您还有其他不舒服的感觉吗?""耳穴贴压需要保留3天,3天后我会给您更换到对侧耳廓上。为了效果更好,请您每天用拇指和食指反复按压耳豆3~5次,每次每个穴位按压1~2分钟,按压至耳廓热、麻、胀、痛为宜;胶布是防水的,洗澡和洗脸时碰点水不受影响;如胶布卷曲,请您告知,我会及时为您更换;如您留耳豆期间有剧烈疼痛或其他不适应及时告知医务人员。""谢谢您的配合。"
洗手(七步洗手法)、脱口罩、记录	·记录埋豆穴位、时间、局部皮肤情况及患者的反应	
整理用物	·医疗垃圾分类处理	

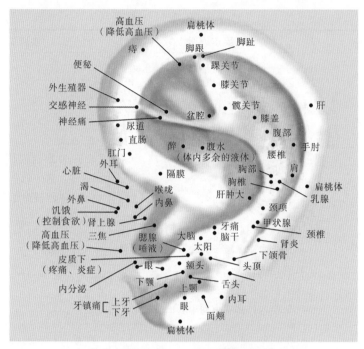

图 3-4-1 耳穴位置

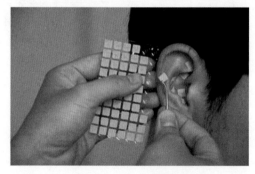

图 3-4-2 耳穴贴压

【注意事项】

1. 一般每次贴压一侧耳穴，两耳轮流，3 天一换，也可两耳同时贴压。
2. 防止胶布卷曲或污染。
3. 耳廓局部有炎症、冻疮时不宜贴压。
4. 耳廓贴压穴不宜过多。
5. 贴压后患者自行按摩时，以按压为主，切勿揉搓，以免搓破皮肤造成耳穴感染。

【思考与练习】

1. 说出耳穴肝、肾、神门、皮质下的定位。
2. 耳穴贴压的注意事项有哪些？

项目五 穴位按摩法

【学习目标】

1. 能正确解释穴位按摩法的作用。
2. 能规范地在人体体表一定部位的皮肤上进行穴位按摩操作。
3. 能在操作过程中体现对患者的关爱。

【导入案例】

5 床，张×，男，50 岁。2 个月前无明显诱因发生右肩疼痛并逐渐加重，活动极度受限，右手不能梳头，不能上举、后旋、外展，如一不小心碰一下则剧痛难忍，尤其是夜间剧痛影响睡眠。诊断：肩周炎。医嘱：右侧肩部滚法、拿法、捏法；穴位点、按、揉手法（取穴：肩井、肩贞、肩髃、天宗）。

【评分标准】

程序	规范项目	分值	评分标准	扣分	得分
操作前准备（20分）	1. 仪表端庄，着装整洁	2	一处不符合要求扣1分		
	2. 核对医嘱、治疗单（卡）	3	未核对扣3分，一处不符合要求扣1分		
	3. 评估患者： (1)评估患者当前主要症状、主要临床表现、既往史及禁忌(出血性疾病、妇女月经期)、进食情况 (2)患者体质及按摩部位皮肤情况 (3)心理状况 (4)解释操作目的、方法，嘱排二便，取得患者配合	6	未评估扣4分，评估不全一项扣1分，未解释扣2分		
	4. 评估环境： (1)安静整洁、温湿度适宜、光线适中 (2)床部件完好，无易燃、易爆物品，符合操作要求	2	一处不符合要求扣1分		
	5. 用物准备：治疗巾、治疗单（卡）、钟表、笔，必要时用屏风遮挡	5	少一件或一件不符合扣1分		
	6. 剪指甲、洗手、戴口罩	2	一处不符合要求扣1分		

程序	规范项目	分值	评分标准	扣分	得分
操作流程（65分）	1. 携用物至患者床旁，核对患者信息，关闭门窗，注意保护患者隐私	3	未核对患者扣3分，未遮挡扣2分		
	2. 向患者解释，安置合理的体位（安全舒适体位），暴露部位，注意保暖	5	体位不舒适扣3分，未注意保暖扣2分		
	3. 定位：确定按摩部位（肩井穴位于大椎与肩峰端连线的中点上，前直对乳中；肩贞穴在肩关节后下方，臂内收时，腋后纹头上1寸；肩髃穴在肩部，三角肌上，臂外展或向前平伸时，当肩峰前下方凹陷处；天宗穴在肩胛区，肩胛冈中点与肩胛骨下角连线上1/3与下2/3交点凹陷中）	15	定位不准确每穴扣1分，不能叙述定位方法扣3分		
	4. 施术： （1）再次核对患者、按摩部位、方法 （2）根据患者的症状、发病部位、年龄及耐受性，选用适宜的手法和刺激强度进行按摩，操作时压力、频率、摆动幅度均匀，动作柔和、持久，禁用暴力。时间一般控制在15～20分钟	20	未再次核对扣3分，核对不全扣1～3分，损伤皮肤或违反禁忌扣20分，一处不符合要求扣2分		
	5. 观察： （1）随时询问患者对手法的反应，及时调整手法及力度或停止操作 （2）操作过程中随时观察局部皮肤情况	10	未观察、未询问各扣5分，发现异常未及时处理扣6分		
	6. 术毕询问患者对操作的感受	3	未询问扣3分		
	7. 协助患者穿衣，取舒适体位，整理床单位，询问有无需要，致谢	5	一处不符合要求扣2分		
	8. 洗手、记录（按摩部位、方法及患者皮肤情况）	4	未洗手扣2分，未记录扣2分		
操作后评价（15分）	1. 按消毒技术规范要求处理使用后的物品	3	一处不符合要求扣1分		
	2. 正确指导患者：告知患者按摩时局部出现酸胀的感觉属正常现象	5	未告知扣5分		
	3. 语言通俗易懂，态度和蔼，沟通有效	2	语言、态度不符合要求各扣1分，沟通无效2分		
	4. 全过程动作熟练、规范，符合操作原则	5	一处不符合要求酌情扣1～2分		
操作总时间：10分钟，时间到即停止操作，未完成的操作步骤不得分					

【操作流程、要点说明及沟通要点】

操作流程	要点说明	沟通要点
双人核对医嘱、治疗单		
床旁核对、解释，评估患者	·解释操作的目的、方法及相关注意事项 ·评估患者全身状况，排除禁忌：严重心血管疾病、出血倾向、感染性疾病、骨折移位或关节脱位、内脏器质性病、妇女于月经期 ·按摩史 ·空腹、刚吃饱、精神状况不佳不宜进行 ·按摩部位皮肤情况：孕妇腹部、皮肤破损处、瘢痕等部位禁止按摩 ·心理状况	"您好，我是护士×××，请告诉我您的床号和姓名。""5床，张×。""张先生，您现在感觉如何？""根据医嘱将要给您进行穴位按摩法。""穴位按摩以经络穴位按摩为主，其手法渗透力强，可以放松肌肉、解除疲劳、疏通经络、调和气血、调动机体抗病能力，起到帮您缓解右肩疼痛的作用。""按摩时局部皮肤会出现酸胀的感觉，数天后可自行消失，请您放心。""请问您有没有严重心血管疾病？出血倾向？感染性疾病？有没有骨折移位或关节脱位、内脏器质性病变等？""以前是否按摩过？""吃饭时间是什么时候？""请让我检查一下您的局部皮肤情况。"
评估环境	·安静整洁、温湿度适宜、光线适中 ·床部件完好，无易燃、易爆物品，符合操作要求 ·必要时用屏风遮挡	
评估用物	·用物准备齐全、摆放合理美观	
自身评估	·修剪指甲、洗手（七步洗手法） ·戴口罩	
携用物至患者床旁，核对、解释，关闭门窗	·注意保护隐私	"您好，请告诉我您的床号、姓名。"（核对腕带）"张先生，现在我帮您做穴位按摩。"
安置体位	·安置合理的体位（根据按摩部位） ·注意保暖	"现在的体位舒服吗？""房间温度合适吗？"

续表

操作流程	要点说明	沟通要点
穴位按摩	·确定按摩部位：肩井穴位于大椎与肩峰端连线的中点上，前直对乳中；肩贞穴在肩关节后下方，臂内收时，腋后纹头上1寸；肩髃穴在肩部，三角肌上，臂外展或向前平伸时，当肩峰前下方凹陷处；天宗穴在肩胛区，肩胛冈中点与肩胛骨下角连线上1/3与下2/3交点凹陷中（图3-5-1） ·根据患者的症状、发病部位、年龄及耐受性，选用适宜的手法和刺激强度进行按摩，操作时压力、频率、摆动幅度均匀，动作柔和、持久，禁用暴力。时间一般控制在15~20分钟（图3-5-2） ·随时询问患者对手法的反应，及时调整手法及力度或停止操作 ·操作过程中随时观察局部皮肤情况	"您感觉力度合适吗？按摩的局部皮肤出现酸胀的感觉是正常的，能承受吗？如果不能承受或有别的不舒服，请您随时告诉我，我会及时给您调整和处理的。"
安置患者	·术毕询问患者对操作的感受 ·清洁局部皮肤 ·协助患者穿衣，整理床单位 ·询问有无需要，致谢	"这次按摩到此结束，您感觉如何？""您还有别的需要吗？谢谢您的配合。"
整理用物	·洗手（七步洗手法）、脱口罩 ·记录按摩部位、方法及患者皮肤情况 ·整理用物（按医用垃圾分类处理）	

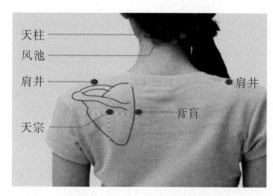

图3-5-1 穴位示意图

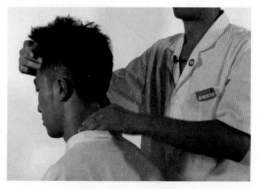

图3-5-2 拿法

【注意事项】

1. 饭后 30 分钟内、空腹均不宜进行穴位按摩。

2. 操作前要修整指甲，去除手、腕部首饰，洗净手，避免损伤患者皮肤。

3. 手法要轻重合适，使患者有舒服感，并随时询问患者感受、观察患者面色及表情。

4. 应根据病情变换手法，掌握力度，防止擦伤。

5. 室内空气要流通，温度要适宜，冬季注意保暖。

【思考题】

1. 什么是穴位按摩？穴位按摩的作用是什么？

2. 穴位按摩时的注意事项有哪些？

项目六　熏洗疗法

【学习目标】

1. 能正确解释熏洗疗法的作用。
2. 能规范进行熏洗操作。
3. 能在操作过程中体现对患者的关爱。

【导入案例】

1床，陈×，男，46岁。1周前无明显诱因出现腰部疼痛伴下肢麻木，以小腿、足趾端麻木为主，伴活动不利。舌淡苔白，脉细弱。遂至中医院特色门诊就诊。诊断：腰痛。医嘱：中药熏洗（双下肢）。

【评分标准】

程序	规范项目	分值	评分标准	扣分	得分
操作前准备（20分）	1. 仪表端庄，着装整洁	2	一处不符合要求扣1分		
	2. 核对医嘱、治疗单（卡）	3	未核对扣3分，一处不符合要求扣1分		
	3. 评估患者： （1）评估患者当前主要症状、主要临床表现、既往史及药物过敏史 （2）患者体质及熏洗部位皮肤情况 （3）女性患者评估胎、产、经、带情况 （4）心理状况 （5）解释操作目的、方法，嘱排二便，取得患者配合	6	未评估扣4分，评估不全一项扣1分，未解释扣2分		
	4. 评估环境：安静整洁、温湿度适宜、光线适中	2	一处不符合要求扣1分		
	5. 用物准备：清洁治疗盘、热水瓶盛药液、熏洗盆/桶（根据不同熏洗部位备座椅、木架、有孔木盖浴盆或治疗碗）、水温计、钟表、治疗单（卡），必要时备屏风及换药用品、一次性塑料薄膜、大浴巾	5	少一件或一件不符合扣1分		
	6. 洗手，必要时戴口罩	2	一处不符合要求扣1分		

程序	规范项目	分值	评分标准	扣分	得分
操作流程(65分)	1. 携用物至患者床旁，核对患者信息，关闭门窗，注意保护隐私	5	未核对患者扣3分，一处不符合要求扣2分		
	2. 向患者解释，安置合理的体位(安全舒适体位)，注意保暖	5	体位不舒适扣3分，未注意保暖扣2分		
	3. 选择合适的熏洗容器	2	一处不符合要求扣2分		
	4. 定位：确定熏洗部位	4	定位不准确扣4分		
	5. 熏洗： (1)再次核对患者信息、部位、药液 (2)将适量药液倒入熏洗盆内，测温度，一般在80℃左右 (3)卷裤脚，双脚放在熏洗架上，取合适的距离熏蒸，盖上大浴巾，注意保暖，询问有无不适，熏蒸5~10分钟 (4)药液温度降至患者可耐受程度时(38~40℃)，将熏洗部位浸入药液中泡洗。根据病情需要，药汤可浸至踝关节或膝关节部位 (5)熏洗时间：15~30分钟	25	未再次核对扣3分，核对不全扣1~3分，烫伤患者扣10分，一处不符合要求扣2分		
	6. 观察： (1)随时测量药液温度 (2)操作过程中注意观察局部皮肤颜色变化情况，询问患者的感觉，如患者出现疼痛异常、冷汗不止、胸闷烦躁，应立即停止熏洗，并报告医生，及时处理	10	未观察、未询问各扣5分；发现异常，未及时处理扣6分		
	7. 熏毕：清洁、擦干局部皮肤，协助患者穿衣，取舒适体位，整理床单位	5	未清洁皮肤、体位不舒适各扣2分，其他一处不符合要求扣1分		
	8. 询问患者对熏洗的感受，告知注意事项，致谢	5	未询问患者感受、未告知注意事项各扣4分，告知不全酌情扣1~3分		
	9. 洗手(七步洗手法)、记录熏洗部位、方法及患者皮肤情况	4	未洗手扣2分，未记录扣2分，记录不全扣1分		

续表

程序	规范项目	分值	评分标准	扣分	得分
操作流程（15分）	1. 按消毒技术规范要求分类处理使用后的物品	3	一处不符合要求扣1分		
	2. 正确指导患者 （1）告知患者熏洗时注意药液温度，防止烫伤 （2）告知患者熏洗后及时着衣，注意保暖	5	未指导扣5分，指导不全一处扣1分		
	3. 语言通俗易懂，态度和蔼，沟通有效	2	语言、态度不符合要求各扣1分，沟通无效扣2分		
	4. 熟练程度：程序正确，手法正确，力度合适，操作熟练、安全	5	一处不符合要求酌情扣1~2分		
操作总时间：15分钟，时间到即停止操作，未完成的操作步骤不得分					

【操作流程、要点说明及沟通要点】

操作流程	要点说明	沟通要点
双人核对医嘱、治疗单		
床旁核对、解释，评估患者	·解释操作的目的及相关注意事项 ·评估患者全身状况：无急性传染病、重症心脑血管疾病、眼部出血性疾病、急性感染性疾病等。妇女月经期间不宜进行熏洗 ·女性患者评估胎、产、经、带情况 ·评估药物过敏史 ·评估熏洗部位皮肤情况：局部皮肤无溃烂、损伤、炎症 ·心理状况	"您好，我是护士×××，请告诉我您的床号和姓名。""1床，陈×。""陈先生，您现在感觉如何？""根据医嘱将要给您进行熏洗疗法。""中药熏洗可起到疏通腠理、温经通络、祛风除湿的作用。""在中药熏洗的过程中，局部皮肤会有湿热的感觉，熏洗完，皮肤会微微发红，这都是正常的治疗反应。""您以前患有什么疾病吗？""有什么药过敏吗？""请让我检查一下您的下肢皮肤情况。"
评估环境	·安静整洁、温湿度适宜、光线适中 ·必要时用屏风遮挡	
评估用物	·用物准备齐全 ·检查熏洗容器有无损坏 ·摆放合理美观	
自身评估	修剪指甲、洗手（七步洗手法）、必要时戴口罩	

操作流程	要点说明	沟通要点
携用物至患者床旁，核对、解释，关闭门窗	·注意保护隐私	"您好，请告诉我您的床号、姓名。"（核对腕带）"陈先生，现在我帮您做熏洗疗法。"
安置体位	·安置合理的体位（根据熏洗部位） ·注意保暖	"现在的体位舒服吗？""房间温度合适吗？"
中药熏洗（图 3-6-1、3-6-2）	·选择合适的熏洗容器 ·确定熏洗部位 ·将适量药液倒入熏洗盆内，测温度，一般在80℃左右 ·卷裤脚，双脚放在熏洗架上，取合适的距离熏蒸，盖上大浴巾，注意保暖，询问有无不适，熏蒸5～10分钟 ·药液温度降至患者可耐受程度时（38～40℃），将熏洗部位浸入药液中泡洗。根据病情需要，药汤可浸至踝关节或膝关节部位 ·熏洗时间：15～30分钟 ·随时测量药液温度。要根据患者的耐受程度调节适宜的药液温度，特别是老年患者，由于对温度的敏感性下降，在熏洗时要防止烫伤的发生 ·在熏洗过程中，药汤必须保持一定的温度，药汤不宜过冷，否则不利于药物吸收。如果药汤稍凉时，可再加热，这样使用持续温热的药物进行熏洗，疗效更佳 ·操作过程中注意观察局部皮肤颜色变化情况，询问患者的感觉，若患者出现皮肤过敏，应立即停止熏洗，并给予对症处理	"现在药液温度比较高，先利用蒸汽熏蒸您的双脚，请把双脚放在熏洗架上熏蒸5～10分钟。""这个温度合适吗？有什么不舒服吗？如有不适，请您随时告知我。""陈先生，熏蒸时间结束了，我已帮您测好水温，现在可以把您的双脚放进盆里泡洗。""您觉得水温合适吗？有什么不舒服吗？如有不适请随时告知。"
安置患者	·清洁、擦干局部皮肤 ·协助患者穿衣，取舒适体位 ·整理床单位 ·交代相关注意事项	"熏洗完毕，您感觉如何？""熏蒸后注意保暖，避免直接吹风。您还有别的需要吗？谢谢您的配合。"

操作流程	要点说明	沟通要点
整理用物	·洗手(七步洗手法) ·记录熏洗部位、方法及患者皮肤情况 ·整理用物(按医用垃圾分类处理)	

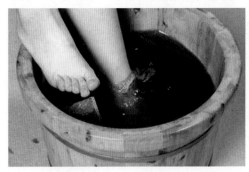
图3-6-1 中药熏洗(一)

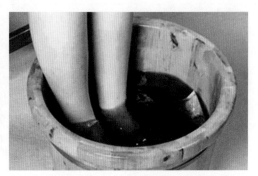
图3-6-2 中药熏洗(二)

【注意事项】

1. 冬季注意保暖,夏季宜避风寒,暴露部位尽量加盖衣被,以防着凉感冒。熏洗后应及时擦干皮肤,注意保暖,避免直接吹风。

2. 熏洗过程中一定要根据患者的耐受程度调节适宜的药液温度,以防烫伤,儿童、老人、感觉障碍者尤应注意。

3. 伤口部位熏蒸,注意无菌技术操作。包扎部位熏蒸时,应除去敷料,熏洗后更换敷料。

4. 所用物品需清洁消毒,用具每人1份,用后消毒,避免交叉感染。

5. 熏蒸一般每日1~2次,每次15~30分钟。餐前、餐后30分钟不宜熏蒸,熏蒸前喝温开水100~200mL,避免出汗过多引起虚脱。

【思考与练习】

1. 中药熏洗法的禁忌证有哪些?

2. 进行全身熏洗时,患者出现头晕、出虚汗等不适症状,应如何处置?